DE L'ORGANICISME

PRÉCÉDÉ

DE RÉFLEXIONS SUR L'INCRÉDULITÉ

EN

MATIÈRE DE MÉDECINE

ET SUIVI

DE COMMENTAIRES ET D'APHORISMES

Par le Professeur ROSTAN

Docteur en Médecine de la Faculté de Paris,
[Prof]esseur de Médecine clinique à cette Faculté, Médecin honoraire des Hôpitaux,
Membre de l'Académie Impériale de Médecine de Paris,
[de] Marseille, de la Société médicale de Lexington, de l'Académie impériale de Wilna,
de Saint-Pétersbourg, de Moscou,
de l'Académie impériale et royale des Sciences et Arts de Vienne,
de l'Académie royale des Sciences de Suède,
de l'Académie royale de Messine, de la Société de Médecine de Liége, d'Athènes,
de la Société impériale de Constantinople, etc.

E pur' si muove.

TROISIÈME ÉDITION

PARIS
P. ASSELIN, GENDRE ET SUCCESSEUR DE LABÉ,
LIBRAIRE DE LA FACULTÉ DE MÉDECINE,
Place de l'École-de-Médecine.

1864

DE
L'ORGANICISME

OUVRAGES DU MÊME AUTEUR

Traité élémentaire de diagnostic, de pronostic, d'indications thérapeutiques, ou Cours de médecine clinique. 3 vol. in-8°; deuxième édition, revue, corrigée et augmentée; 1830. (*Ouvrage épuisé.*)

Cours élémentaire d'hygiène. Deuxième édition, revue, corrigée et augmentée; 1828. 2 vol. in-8° . . . . 14 fr.

Recherches sur une maladie encore peu connue, qui a reçu le nom de ramollissement du cerveau. Deuxième édition; 1823. In-8° br. . . . . 7 fr.

PARIS. — IMP. GOUPY ET Cᵉ, RUE GARANCIÈRE, 5.

DE

L'ORGANICISME

PRÉCÉDÉ

DE RÉFLEXIONS SUR L'INCRÉDULITÉ

EN

MATIÈRE DE MÉDECINE

ET SUIVI

DE COMMENTAIRES ET D'APHORISMES

Par le Professeur ROSTAN

Docteur en Médecine de la Faculté de Paris,
Professeur de Médecine clinique à cette Faculté, Médecin honoraire des Hôpitaux,
Membre de l'Académie Impériale de Médecine de Paris,
de celle de Marseille, de la Société médicale de Lexington, de l'Académie impériale de Wilna,
de Saint-Pétersbourg, de Moscou,
de l'Académie impériale et royale des Sciences et Arts de Vienne,
de l'Académie royale des Sciences de Suède,
de l'Académie royale de Messine, de la Société de Médecine de Liége, d'Athènes,
de la Société impériale de Constantinople, etc.

E pur' si muove.

TROISIÈME ÉDITION

PARIS

P. ASSELIN, GENDRE ET SUCCESSEUR DE LABÉ,

LIBRAIRE DE LA FACULTÉ DE MÉDECINE,

Place de l'École-de-Médecine.

1864

INTRODUCTION

Le but de l'organicisme est de prouver qu'il n'existe pas, qu'il ne saurait exister de principe vital, de force vitale, de propriétés vitales *indépendantes* de la matière organisée, séparables de cette matière et pouvant exister sans elle, hors d'elle, surajoutés à elle et chargés d'accomplir les actes phénoménaux de la vie. Il a pour but de démontrer que tous les actes que, par hypothèse, par conception intuitive de l'esprit, on a attribués à des propriétés vitales (Bichat), à un principe vital (Barthez), à des forces vitales (Chaussier), ne sont dus qu'à des conditions *organiques* aidées de l'innervation; et qu'il est peu philosophique de les attribuer à des êtres indépendants de la matière organisée.

L'organicisme attribue à l'organisation, c'est-à-dire à une certaine disposition moléculaire donnée à la matière par le Créateur, la puissance de se développer, de croître, de se reproduire, et dans cette succession, dans ces phases de développement, d'acquérir toutes les qualités qu'on a attribuées au principe vital, à la force vitale; dans les plantes, la forme, les couleurs des fleurs, leur parfum; les fruits, leur maturation, leur saveur, leur odeur, etc.; la circulation de la séve, la respiration des feuilles, leur contractilité, dans les mimosa; dans les animaux, toutes leurs fonctions qui apparaissent au fur et à mesure que le corps croît et se développe et que les organes se perfectionnent.

Un grand nombre de médecins du plus grand mérite ont partagé ces opinions organicistes; mais, selon nous, d'une manière incomplète, non suffisamment développées et exprimées. Boorhaave, Frédéric Hoffmann, Haller, van Swietten, etc., sont de ce nombre; dans les écrits de ces médecins illustres, soit que ces opinions ne fussent point complétement arrêtées, et qu'il restât encore dans leur esprit quelques doutes, quelques incertitudes, soit qu'ils aient craint de formuler clairement cette doctrine trop opposée aux idées reçues, on trouve encore de temps à autre des propositions qui paraissent contredire les principes que nous professons; de même que dans les auteurs vitalistes on est étonné de rencontrer des assertions favorables à l'organicisme, et en quelque sorte en opposition avec leurs doctrines. Rien ne nous serait plus facile que d'appuyer ces assertions par de nombreuses citations tirées des écrits de Stahl, de Barthez, Bordeu, Lordat, F. Bérard. Ainsi qu'on le verra plus loin, cela prouve seulement que ces médecins n'étaient pas très-sûrs de leur philosophie médicale, et n'osaient pas la soutenir sans réserve et d'une manière absolue.

L'organicisme s'appuie sur cette raison péremptoire que l'on ne voit la vie nulle autre part que là où il y a organisation. Si elle est ailleurs, qu'on la fasse voir, qu'on le prouve. Mais, a-t-on dit trop légèrement, il y a organisation sans la vie; donc, ce sont deux choses différentes, puisqu'elles peuvent se séparer. Mais non, mille fois non, c'est une seule et même chose. L'organisme est altéré, dérangé, devenu impropre à exercer ses actes, mais il n'y a pas eu de séparation : c'est une seule et même chose dans deux modes différents.

Nous n'ignorons pas ce qu'on répond à cela, mais nous ferons voir l'inanité de cette réponse.

Le but du *vitalisme* est de démontrer que la vie est un être à part, séparable de la matière organisée, surajoutée à cette matière, chargée d'opérer les actes qui lui appartiennent en propre, qui n'ont rien de commun avec les actes physico-chimiques qui régissent la nature universelle.

Le vitalisme admet l'existence de propriétés, de forces dites vitales séparables de l'organisme, surajoutées à cet organisme et chargées d'accomplir des actes *vitaux*, c'est-à-dire entièrement différents des phénomènes chimico-physiques ordinaires de la matière inorganique.

Pour appuyer leur opinion, les vitalistes disent que ce ne peut être que par une force spéciale, *vitale*, que les glandes salivaires font de la salive, le foie de la bile, du sucre, le rein de l'urine, les glandes spermatiques du sperme; que le poumon brûle dans la respiration les substances hétérogènes qui doivent être expulsées de l'économie, etc., car rien dans ce que produisent la physique et la chimie ordinaire, en dehors des êtres vivants, ne ressemble à la salive, à la bile, à l'urine, etc. Ce sont là des assertions spécieuses, mais qui ne sont, ainsi que nous le verrons, que le résultat de notre ignorance et de notre inattention.

Nous verrons que ces opinions sont inexactes, et que le plus grand nombre des phénomènes dits vitaux rentrent dans les phénomènes que les sciences physiques expliquent, et que ceux qui semblent se dérober à leur explication ne restent obscurs pour nous que parce que l'innervation intervient ou que le flambeau des sciences physico-chimiques ne les a pas encore éclairées. Le remarquable discours que M. Poggiale a prononcé à l'Académie de médecine, en juin 1862, nous sera de la plus grande utilité pour soutenir cette opinion. Nous y puiserons les arguments les plus irréfutables. Si l'organicisme avait beaucoup de défenseurs aussi éclairés, son triomphe serait assuré, et les contestations cesseraient.

On a cherché, dans un but de conciliation très-louable sans doute, à nier l'importance de la distinction de ces deux doctrines; mais nous ne pouvons consentir à les confondre, à les identifier, l'organicisme menant nécessairement au progrès, le vitalisme à la négation de tout progrès; nous pensons être compris.

Ce n'est pas encore le lieu de faire connaître par des citations les doctrines vitalistes. Nous donnerons plus loin des extraits des écrits où sont exposées ou soutenues ces opinions; mais pour mettre dès à présent le lecteur à même de juger par lui-même de l'exactitude de nos assertions, nous indiquerons les ouvrages où ces doctrines sont enseignées. Nous citerons en premier lieu ceux de Stahl; Barthez, forméà son école [1]; M. Lordat [2], élève de Barthez; Frédéric Bérard [3], etc. Nous pensons que

[1] *Nouveaux éléments de la science de l'homme*, par P. J. Barthez, 2e édition, 1806, tome I, p. 97 et suiv.

[2] *Exposition de la doctrine médicale de P. J. Barthez*, par Jacques Lordat. Paris, 1818, p. 117, 130, 131 et suiv.

[3] *Doctrine médicale de l'école de Montpellier*, par M. Fr. Bérard. Montpellier, 1819, p. 90 et suiv.

ces indications suffiront pour faire connaître les opinions que nous combattons.

La suite de cet ouvrage apportera les développements nécessaires et les preuves de notre manière de voir, que nous prions bien le lecteur de ne pas condamner sans en avoir pris une exacte connaissance.

Un des arguments les plus forts que les vitalistes fassent valoir en faveur de leur opinion sur l'existence des propriétés vitales, c'est que l'organisme produit une multitude d'effets entièrement différents de ceux qui résultent de l'action de la chimie et de la physique générales. Cet argument frappe au premier abord ; mais en réfléchissant un peu, qui ne voit que, s'il existe encore beaucoup de problèmes à résoudre dans les actes de l'organisme vivant, cela ne peut tenir qu'à ce que les merveilleuses recherches des savants n'ont encore pu tout approfondir ? Mais un temps viendra, non pas où on fera des hommes de toutes pièces, comme a dit un mauvais plaisant; mais où, par les efforts du génie, les sciences physico-chimiques auront expliqué les effets de l'organisation jusqu'ici mystérieux et couverts encore de ténèbres.

« Évidemment les vitalistes oublient que chaque phénomène a sa cause, et qu'une force ne peut être étudiée que dans ses manifestations. Si nous permettons à notre imagination de créer des forces, *les recherches deviennent inutiles,* et il est impossible de reconnaître la vérité (Poggiale). » « Au lieu que si, reconnaissant notre imperfection, dit M. Liébig, nous avouons qu'avec nos ressources actuelles, nous n'avons pu résoudre telle question ou expliquer tel phénomène, le sujet reste alors à l'état de problème, et mille personnes viennent après nous y essayer leurs forces avec zèle et courage. Il en résulte que plus tôt ou plus tard le problème est résolu. »

« Je me demande d'abord comment il se fait que des hommes d'un esprit élevé, d'un grand talent, puissent encore être vitalistes. Cela ne peut tenir qu'à une chose, c'est qu'ils ne connaissent ni les phénomènes physiques, ni les phénomènes chimiques, ni la langue qui les représente. Aussi dédaignent-ils les études physiologiques..... Ils adoptent les idées les plus singulières, et sont incapables de comprendre et d'appliquer les découvertes de la chimie et de physiologie. Cependant, comme il faut à l'homme une théorie quelconque, ils ont imaginé une force singulière, c'est la *force vitale* qui explique tout, qui prévoit tout, et leur permet de se reposer. Leur demandez-vous comment s'opère la digestion? C'est par la force vitale. Désirez-vous savoir comment s'accomplit la respiration, et quelle est la source de la chaleur animale? On vous répondra : C'est la force vitale. Comment les aliments amylacés se transforment en sucre? C'est par la force vitale. C'est toujours la force vitale. Ne leur en demandez pas davantage, ils sont en possession de la vérité. »

La force vitale est une conception de l'imagination, une invention commode pour expliquer des phénomènes que nous ne comprenons pas; comme les anciens médecins disaient qu'un phénomène était *nerveux,* lorsqu'ils ignoraient la cause qui le produisait : *C'est nerveux*, disaient-ils, et tout était dit. Combien de prétendus phénomènes nerveux, sur lesquels l'organicisme a soufflé, n'ont-ils pas disparu ?

Mais si, au lieu de dire *la vie*, vous disiez *l'organisation,* tout s'expliquerait de la manière la plus claire et la plus simple. Songez que le rein est doué d'une structure qui ne ressemble à celle d'aucun autre organe; que le foie est construit d'une manière aussi différente des autres glandes, que la bile diffère des autres fluides sécrétés ; que le testicule ressemble bien peu à la parotide et au pancréas, et dites-moi si ces différences de structure ne rendent pas mieux compte des différences des produits, que l'admission des propriétés vitales surajoutées à la matière organisée?

Sont-ce des propriétés vitales qui font que le rosier produit une rose et non un œillet? L'organisation de l'arbuste n'est-elle pas seule cause de ce phénomène?

Est-il besoin de recourir à l'existence d'une propriété vitale pour comprendre qu'un pêcher doit produire une pêche?

Une vigne un raisin?

Un poirier une poire? etc., et ainsi de tous les végétaux, de toutes les fleurs? Ne suffit-il pas de la différence de leur organisation? Qui a jamais songé à invoquer, pour expliquer l'infinie variété de fleurs et de fruits, l'existence de propriétés vitales?

Nous ne faisons ici qu'énoncer ces vérités que nous approfondirons plus tard. Nous verrons aussi comme quoi l'admission des propriétés vitales, comme êtres existants par eux-mêmes, s'oppose à tout progrès médical, et comme quoi, au contraire, la négation de ces propriétés conduit nécessairement à une thérapeutique rationnelle et aux progrès futurs de la médecine.

Les magnifiques découvertes qu'a faites l'école de Paris depuis un demi-siècle, les immenses progrès que cette école a accomplis; le rang suprême qu'elle a conquis parmi toutes les écoles, sont dus aux principes dont nous exposons ici le résumé et qui ont fait depuis le commencement du siècle la base de ses travaux et de son enseignement. Ces principes sont ceux de l'*organicisme*, que nous n'avons cessé de professer depuis 1818, année de notre premier cours public. Nous ne voulons pas dire que ces principes aient été explicitement adoptés, avoués et professés ; non, nous n'avons pas cet amour-propre. Non. Nous voulons dire que les travaux produits depuis le commencement de ce siècle, l'ont été (à l'insu de leurs auteurs peut-être) d'après les lois de l'organicisme. Ces lois sont si claires, si simples, si intelligibles, que chacun se les assimile, pour ainsi dire, et se dirige d'après leur inspiration. L'illustre auteur de *l'Auscultation*, homme orthodoxe s'il en fut jamais, se fût révolté à la qualification d'organiciste ; eh bien ! on ne trouve pas dans tout son livre une seule proposition de vitalisme. Il n'est pas une seule fois mention de forces vitales, de propriétés vitales, de principe vital. Son admirable ouvrage est entièrement expérimental et fondé sur l'application de l'oreille au diagnostic des maladies thoraciques, et quel plus magnifique monument élevé à la gloire de l'école de Paris ! qu'on nous cite un semblable chef-d'œuvre enfanté par le système vitaliste ! Si nous voulions citer ici, non pas les titres de tous les ouvrages, mais seulement les noms de tous les écrivains, de tous les professeurs dont les travaux inspirés par l'organicisme, par la méthode expérimentale, ont illustré l'école de Paris, il nous faudrait incrire tous les grands auteurs, depuis Pinel, Corvisart, Laënnec, Dupuytren, Magendie, etc., jusqu'à nos illustres confrères MM. le professeur Bouillaud, Cl. Bernard, Longet, Andral, Gavarret, Béclard, Piorry, etc. (heureux, s'il n'avait dépassé le but!) L'histologie fait aussi partie de l'organicisme.

Tout ce qui a été produit de grand, de fort et de durable l'a été sous l'influence des principes de l'organicisme; hors de ces principes, nous ne trouvons rien, rien que la stérilité la plus absolue, la plus complète. C'est une chose remarquable que la nullité des travaux enfantés sous l'influence de ces impuissantes illusions. Cela devait être. Il n'y a de fertile que la raison et de stérile que l'erreur. Il n'en peut être autrement : avec de fausses prémisses, peut-on avoir autre chose que de fausses conséquences? Nous nous flattions que l'impuissance des ontologistes, opposée à la fécondité des organicistes, ouvrirait les yeux de nos adversaires, que du moins ceux-ci, frappés des résultats si opposés des deux systèmes, hésiteraient à donner la préférence à celui qui ne produit rien sur celui qui a tout produit. Hélas! il n'en a rien été, et les critiques (il est vrai, sans prendre la peine de nous lire, ainsi que nous le disions déjà dans une précédente publication), n'ont pas craint d'attaquer des propositions citées par nous pour être combattues, et dont la réfutation existait un peu plus loin, pour se donner ainsi l'apparence d'une victoire facile. Je ne citerais pas ce fait, s'il n'avait entaché la critique de l'un de nos plus habiles, de nos plus savants antagonistes.

Les progrès que les travaux modernes ont accomplis ont déjà éclairé tant de points obscurs, ont fait rentrer sous les lois de la physique et de la chimie générales tant de sujets qui paraissaient s'y soustraire, qu'on est autorisé à dire que tous les mystères s'expliqueront un jour. L'urée obtenue artificiellement présente la même composition que l'urée fournie par l'urine; M. Berthelot a pu recomposer par voie de synthèse les principes immédiats des graisses animales.

« Il résulte des beaux travaux publiés depuis vingt-cinq ans par MM. Dumas, Liébig, Boussingault, Payen, Persoz, Cl. Bernard et tant d'autres, que les substances alimentaires de l'homme et des animaux se divisent en deux grandes classes : en aliments azotés et en aliments non azotés; que les premiers sont chargés de la nutrition de nos organes et que les autres sont brûlés dans l'économie, se transforment en eau et en acide carbonique et produisent ainsi la chaleur animale. (*Idem.*)

Les tissus organiques éprouvent eux-mêmes dans l'économie des transformations continuelles et donnent naissance à tous les produits d'oxydation, tels que l'urée, l'acide urique, etc. Comment concevoir que ces transformations puissent s'opérer autrement que par des réactions chimiques?

« Dire, par exemple, que la digestion se fait sous l'influence du suc gastrique et *de la force vitale*, c'est ne donner aucune explication, fait observer avec raison M. Mialhe; mais si l'on fait voir, au contraire, qu'elle dépend des acides de l'estomac, des ferments salivaire et gastrique, et d'un certain degré de température; si l'on prouve que ce qui se passe dans la cavité organique de l'estomac peut également avoir lieu dans un vase inerte, que, par exemple, l'amidon se transforme en sucre dans les deux cas; si l'on tient compte de toutes les circonstances qui président aux phénomènes digestifs, on aura réellement démontré que l'acte de la digestion repose sur des réactions chimiques, et on aura fait un grand progrès, en écartant ce mot *de force vitale*, si vide de sens! »

Nous pouvons ajouter à ces preuves, et à beaucoup d'autres que nous taisons, l'admirable théorie de la respiration par l'illustre fondateur de la chimie moderne.

« Lavoisier démontra le premier que dans l'acte de la respiration, l'oxygène de l'air se combine avec le carbone et l'hydrogène du sang, pour former de l'acide carbonique et de l'eau ; il prouva aussi, dans des mémoires immortels, que la production de l'eau et de l'acide cabonique était la source de la chaleur animale. Cette grande vérité a été confirmée et développée depuis par les beaux travaux de Dulong, de MM. Despretz, Boussingault, Regnault et Reiset, malgré l'opposition de Bichat, de Brodie de Chossat. »

Les exemples que nous venons de citer suffisent pour démontrer la puissance des réactions chimiques dans les actes appelés vitaux. Et l'on peut dire avec Magendie : « Je ne puis concevoir comment on peut soutenir l'idée qu'entre les lois qui régissent les corps vivants et celles qui règlent les corps inertes, il existe une ligne de démarcation qu'il n'est pas permis de franchir. Il est vrai qu'il en est des raisons très-péremptoires. Ainsi les hommes les plus savants en médecine sont souvent étrangers aux notions les plus simples de physique et par cela même sont incapables de comprendre l'importance qu'on doit attacher à cette science. »

Mais, nous dira-t-on, comment se fait-il que le

corps humain opère ces transformations? N'est-ce pas au moyen de la force vitale? L'organisme aurait-il, sans cette force, le pouvoir d'opérer ces réactions? Il nous est facile de répondre à cette difficulté : Cette puissance d'agir réside dans *l'organisation*. A l'organisation seule, dans un *certain état de composition*, appartient la faculté d'opérer les changements nécessaires à sa conservation.

J'ai dit dans cet ouvrage ce que je crois être vrai, bon et utile. L'expérience de plus d'un demi-siècle a prouvé que j'avais raison. Des travaux innombrables ont enrichi la science, inspirés par l'organicisme. — C'est là un magnifique résultat et, j'oserai le dire, la preuve de la vérité de ces principes. Nous attendons les découvertes du vitalisme et du spiritualisme.

Mon plus vif désir est de n'offenser personne; or, comme les auteurs s'irritent naturellement des critiques que l'on adresse à leurs ouvrages, le plus sûr moyen de ne pas les offenser est incontestablement de ne pas attaquer leurs écrits. Pour atteindre ce but, nous avons cherché dans des auteurs anciens les doctrines remises en lumière par les écrivains modernes et que nous voulions combattre; mais pour éviter jusqu'à l'apparence de l'injustice, et repousser le reproche de faire peu de cas de ceux-ci, nous avons pensé qu'il convenait de les citer, lorsque ce qu'ils avaient écrit méritait d'être loué.

En effet, à quoi sert pour la science d'attaquer des personnes qui peuvent être très-estimables d'ailleurs, et de suivre l'exemple des Vadius et des Trissotin, en appelant ses adversaires du nom d'ignorants, de sots, de stupides, d'esprits infimes, de bélîtres, de pauvres têtes, etc. Cela donne-t-il quelque force aux arguments qu'on fait valoir? cela fait-il que l'on ait raison? Qu'est-ce que cela prouve? Certes, cela ne prouve pas que vous soyez des esprits supérieurs à d'autres yeux qu'aux vôtres. Les injures ne font tort qu'à ceux qui les disent.

Lorsque pour soutenir un système on a de bonnes raisons à donner, on n'a pas recours aux injures et aux grossièretés; on expose simplement et convenablement ses idées, et on laisse faire à la vérité et au temps. Les injures ne peuvent faire que l'erreur soit la vérité et celle-ci le mensonge. Cette manière d'attaquer ses adversaires nous ramène au bon temps de 1830, où toute personne qui n'était pas de l'avis d'une certaine coterie était traitée de Géronte, de perruque, de momie; où Voltaire était une ganache et Racine un polisson; ou bien encore de nous faire reculer jusqu'au moyen âge, où les disputes scientifiques étaient émaillées de si touchantes aménités.

Dire que des idées et des expressions sont vieilles et surannées, ce n'est pas dire qu'elles soient mauvaises, cela veut dire que l'esprit paresseux des générations se refuse à les examiner, à les approfondir de nouveau et à plusieurs reprises, et trouve plus facile de les nier et de les rejeter. Non. Ce qui est vrai ne vieillit jamais. La vérité a le privilége d'une éternelle jeunesse. Ce ne sont pas les systèmes vingt fois tombés qui peuvent le réclamer pour eux.

Quand il s'agit d'idées utiles qui ont produit depuis plus d'un demi-siècle tout ce qui s'est fait de bon, de grand, de beau, de glorieux, on est mal venu de s'opposer à leur triomphe, parce qu'elles heurtent les nôtres, de garder un injurieux silence sur leur auteur, ou de l'attaquer par de perfides insinuations; ce n'est pas seulement là un tort littéraire, *c'est une faute*, c'est une mauvaise action. Quand le système que vous soutenez n'a jamais rien produit de bien ni de bon, et a prouvé toujours, en tous lieux, dans tous les temps, et surabondamment son impuissance et sa stérilité, on joue le rôle ridicule de l'eunuque du sérail en s'opposant à l'admission du système contraire. Il serait plus beau, plus louable de chercher à s'éclairer, à s'instruire consciencieusement, que de déclarer une doctrine vicieuse, erronée, vieillie, tombée, etc., lorsque nous ne nous sommes pas donné la peine de l'étudier.

Pour qu'on ne dise pas que nous attribuons à nos adversaires des torts qu'ils n'ont pas, pour prouver ce que nous disons, nous avions choisi entre mille les passages des auteurs vitalistes où l'organicisme est en butte à des expressions peu flatteuses, et où l'auteur est traité avec assez d'irrévérence; et, bien que nous fussions dans un état de légitime défense, et, qu'attaqué, nous eussions le droit de repousser ces agressions, nous n'avons pas hésité à supprimer un grand nombre de ces citations pour ne pas blesser nos antagonistes. Cependant, comme on pourrait croire que nos plaintes sont exagérées et injustes, nous laissons subsister quelques citations qui doivent suffire pour notre but : *ab uno disce omnes.*

« Les anatomistes et même les psychologistes du XIXe siècle ne voient dans les corps rien autre chose que la *matière,* et pour eux l'*âme* et le principe vital ne sont que des rêveries absurdes. Le corps se meut parce que la matière organique a la propriété de se mouvoir *d'elle-même : pour certaines pauvres têtes même,* le cerveau pense, et cela parce qu'il est organisé pour penser, comme le foie pour sécréter la bile, et le poumon pour respirer. C'est là surtout la doctrine actuelle de l'école médicale de Vienne, et de toutes les écoles qui, le microscope d'une main et le creuset de l'autre, veulent sonder par cette méthode purement physique et expérimentale, les secrets les plus intimes de la nature... Comme si la nature des choses s'arrêtait à la structure, à l'instrumentation, à l'organisation.— *Pauvres intelligences !*... DANS QUEL ABIME sont-elles plongées ! Mais où est donc la source d'un semblable scepticisme, *d'un matérialisme si excentrique... sinon dans un manque d'études sérieuses en logique* (1)? »

Voyez avec quelle bonne foi on ajoute la négation de l'*âme* au nombre des négations des organicistes pour baser, par *une logique irrésistible et bien étudiée*, le reproche de matérialisme qu'on leur adresse ! et avec quelle modestie et quel atticisme on traite de *pauvres têtes* celles qui ne peuvent s'élever au sublime niveau de ces génies. Injuriez, injuriez, mes bons amis, c'est de la bonne tradition. Mais, de bon compte, est-ce que vous vous croyez supérieurs à ceux, non, qui ne vous comprennent pas, si obscurs que vous soyez , mais qui nient et repoussent vos opinions absurdes?

¹ Trad. de G. E. Stahl, tome II, p. 27.

La citation suivante n'est pas de nous, elle est empruntée à un fort bon article de *l'Union médicale :*

« Il est un reproche banal que nos adversaires ne cessent de répéter, c'est que la méthode expérimentale rétrécit l'esprit, abaisse l'intelligence, dégrade l'âme, éteint dans l'homme toute lumière supérieure, toute énergie virile, et conduit à un matérialisme abrutissant. Ce reproche a été repoussé avec trop de noblesse et de dignité par M. le docteur Tartivel pour que nous résistions au désir de citer ses dédaigneuses et éloquentes paroles.

« La philosophie expérimentale abaissant les intelligences et dégradant les âmes, et comment? et pourquoi? Cultiver son intelligence, est-ce l'abaisser? Observer les phénomènes de la nature, en étudier les rapports, en déduire les lois, est-ce dégrader son âme? Chercher la vérité, sincèrement la vérité et pour elle-même, par la méthode qui a créé toutes les sciences, éternel honneur de l'esprit humain, dont nous admirons tous les jours les applications fécondes et merveilleuses dans toutes les directions de l'activité humaine, est-ce s'engager dans la voie qui conduit à la perdition intellectuelle et morale? Le progrès des sciences d'observations doit-il avoir pour dernier terme l'enfantement d'une société de crétins et de scélérats?.... Il faudrait en finir avec ces accusations banales et fausses, par lesquelles certains partisans du dogme spiritualiste cherchent à jeter du discrédit sur les doctrines et les adeptes de l'école expérimentale. Non, cette philosophie ne conduit ni à l'abaissement intellectuel, ni à la dégradation morale, et il est vraiment triste de voir que, malgré les vivants démentis donnés tous les jours à cette calomnie, elle renaisse sans cesse, hydre aux mille têtes, pour souiller de son venin les plus belles intelligences et les plus nobles âmes. » Mais ne sait-on pas depuis des siècles que cette manière de discuter est le partage, le patrimoine de certaine secte dont les armes sont l'hypocrisie et l'injure?

« La doctrine organicienne, dit encore M. Tartivel, est un édifice bâti sur le roc, dont le temps affermit de plus en plus les assises profondes; les vents du spiritualisme et de l'ontologie auront beau souffler sur lui, ils ne l'ébranleront pas. L'organicisme est accusé de n'avoir ni principes, ni philosophie, de n'être pas une science; il lui suffit pour se défendre de montrer ses œuvres, comme à Sophocle accusé de démence, il suffit de lire devant ses juges, pour tout plaidoyer, sa tragédie d'*Œdipe à Colone.* »

Oui, nous avons dit la vie et les prétendues

forces vitales sont le résultat de l'organisation. L'organisation est la cause de tous les phénomènes dits *vitaux* que nous observons; celui qui a créé l'organisation lui a donné en même temps la faculté d'exercer une multitude d'actes qu'on a à tort attribués à des forces spéciales variées, suivant les effets produits.

Qu'on nous pardonne de citer encore quelques passages des écrits de nos antagonistes pour faire juger leur manière de raisonner. Qu'on n'oublie pas que nous sommes dans le cas de légitime défense. Cela nous paraît curieux dans le siècle où nous vivons; siècle de bon sens, nous dit-on :

« L'affirmation première de l'*organicisme* est celle-ci : La vie ne peut être séparée de l'organisation, ni les forces isolées de la matière, ni les fonctions observées en dehors des organes. On ne peut les voir, les toucher, les saisir matériellement par quelque côté que ce soit. Rien de plus vrai; si l'on pouvait physiquement voir et toucher la vie et les forces, *celles-ci ne seraient plus ni forces, ni causes de mouvements*. Oh! la cause et les forces s'atteignent par le sens intellectuel; elles ne sont pas du domaine sensible; les phénomènes, les effets réalisés par la cause tombent seuls dans ce domaine, et s'y présentent à nos perceptions externes. Il est donc certain, nous ne voyons ni ne touchons la vie et les forces, isolées de l'organisation et de la matière. De ce fait, voici la conclusion de l'organicisme : La vie et les forces que nous ne pouvons voir et toucher n'*existent* pas comme cause, comme *existence* réelle; elles existent seulement comme résultat de l'organisation et de la matière! — Mais, sans aucun doute. »

« Quelles conséquences étranges, et que va devenir le milieu scientifique où elles se produisent? Quoi! il n'y a de réel que ce que l'on touche? la cause n'est qu'un vain mot, parce que nulle part on ne touche une cause? Par cela qu'un fait est inséparable dans sa manifestation d'un autre fait qu'on ne l'isole pas, il s'ensuit qu'il découle du fait, auquel il est nécessairement associé? Voyez où conduisent ces façons inattendues de raisonner : Une cause, une activité n'existent pas sans se produire en effet, sans se développer en phénomènes; donc la cause et l'activité n'existent pas et résultent de l'effet et du phénomène! Une cause n'existe pas sans s'appliquer, sans se réaliser dans un composé qui la manifeste en action : donc la force n'existe pas et résulte du composé! Une unité, le principe, l'idée d'unité n'existe pas sans se réaliser pour nous en une quantité quelconque, laquelle est toujours une multiplicité, un nombre si minime qu'il soit; donc l'unité n'existe pas et résulte de la pluralité ! Enfin, pour résumer toutes ces équations, l'infini n'existe pas sans se réaliser dans le fini, sans se développer infiniment en quantités déterminées; donc l'infini, c'est-à-dire l'existence, principe, source active et féconde de toutes les existences, l'infini n'existe pas et résulte du fini ! » OUF ! et voilà pourquoi votre fille est muette, 718 pages de ce style ! N'est-il pas vraiment heureux d'être combattu par un pareil chef-d'œuvre d'analyse et de logique ?

Allons plus loin. « La vie est, dit-on, le résultat de l'organisation. Mais cette organisation d'où provient-elle ? qui l'a conduite à son évolution, quelle force a présidé à sa constitution, qui l'a faite organisation ? *On ne peut pas ne pas répondre :* La vie. La vie serait donc le résultat d'une organisation *qui n'a pas pu se développer sans elle ?* elle serait résultat et cependant cause constituante de ce qui doit la produire en résultat ! Quel enchaînement de contradictions ! » Sans doute, mais qui a dit que l'organisation dépendait de la vie ? et qui a jamais fait de semblables raisonnements, sinon les vitalistes ?

Et ceci : « L'organicisme est un mal perfide qui corrompt les esprits peu sûrs d'eux-mêmes, par la facilité trompeuse de ses images, par *l'apparente* clarté de ses explications, par l'*infériorité* même de ce monde qu'il compose de toutes pièces, dans lequel il nous transporte sans fatigue, et où nous trouvons tout à notre portée. L'*infimité* de ces prétendus *principes de l'organicisme* en augmente la redoutable influence, et loin de dispenser de réfutation, ne fait que la rendre plus nécessaire [1]. »

Nous pensons, en effet, qu'elle est plus nécessaire que jamais.

Nous apprenons avec une vive satisfaction que l'Allemagne savante, que nous étions habitués à considérer comme sous le joug de l'obscurantisme, a abjuré aujourd'hui la philosophie de Kant; le transcendantalisme de Schelling et de Hégel. Méprisant aujourd'hui toute vaine doctrine, toute hypothèse, toute vaine discussion, elle entre avec une admirable résolution dans la voie solide de l'observation et de l'expérience, c'est-à-dire de l'organicisme sans lequel il n'y a ni observation rigoureuse ni expérience satisfaisante. Et qu'on ne fasse pas intervenir ici le vitalisme comme on n'a pas craint de l'associer, dans ce dernier temps à l'organicisme, sous le nom d'organicisme vitaliste, ou de vitalisme organiciste. Ces deux idées hurlent de se trouver ensemble; à moins que par la première

[1] *Principes de Pathologie générale*, par P. M. Chauffard.

expression on n'entende par organicisme vitaliste, que l'organicisme est la cause du vitalisme, auquel cas ce serait le véritable organicisme.

De l'aveu de ses adversaires, cette doctrine séduit par sa clarté, sa simplicité, et la logique rigoureuse de ses déductions ; mais peu touchés de ces qualités, ses ennemis ont pris la mission, non pas de la combattre, mais de la dénigrer.

Elle a eu l'insigne bonne fortune d'être attaquée par des auteurs obscurs, prolixes, et passablement ampoulés, dont les critiques n'ont servi qu'à faire éclater la clarté, la simplicité de ses principes, si satisfaisants pour l'esprit et la raison.

Nos adversaires ont encore combattu nos doctrines par des objections qui ne sont que puériles telles que celles-ci :

« Ce qui prouve que la fonction peut être lésée sans l'organe, ce sont les battements de cœur qu'une course ou une émotion produisent : où est la lésion organique ?

« Un individu perd connaissance, on lui asperge de l'eau froide sur la face, il revient à lui : où est la lésion organique ?

« On lui enlève l'air respirable, il est asphyxié, où est la lésion organique ? Dans les névropathies locales et passagères où est la lésion ?

« Dans les névroses, où est la lésion ? une individu est blessé, ou bien son état, quel qu'il soit, exige un repos absolu, certes l'immobilité est bien fonctionnelle, et après un certain temps, le membre s'engorge et s'ankylose; est-ce que la lésion locale n'a pas été précédée de la lésion fonctionnelle? » Nous avons souvent répondu et nous répondrons encore à toutes ces niaiseries, et à bien d'autres encore de la même farine qu'on nous objectera.

Ce que nous venons d'exposer sommairement sera développé et commenté dans le cours de cet écrit. Ces propositions émises ici seules, sans commentaires, seront exposées avec les développements que nous jugerons convenables et propres à les faire accepter par les bons esprits qui voudront bien prendre la peine de fixer sur elles leur impartiale attention.

Lorsque je publiai, il y a près d'un demi-siècle, les premières lignes de l'organicisme, et que j'en fis l'application dans mes cours de clinique, le succès inespéré qu'elles obtinrent me fit croire que des vérités aussi claires n'avaient pas besoin d'être défendues, qu'elles se défendaient assez par elles-mêmes. Hélas! je méconnaissais les influences des préjugés, des habitudes, de l'envie, du désir érostratique de se faire une renommée sur les ruines de la raison, et par-dessus tout, sur l'indifférence et l'incurie des critiques qui aiment mieux trancher une question qui les gêne, que de se donner la peine de l'approfondir. Les difficultés de faire adopter ces principes est aujourd'hui encore la même; les objections, *toujours les mêmes* et cent fois réfutées, se reproduisent encore aujourd'hui, toujours vivaces, toujours opiniâtres; tant il est difficile de faire adopter des idées, si simples et si claires qu'elles soient, quand elles heurtent celles avec lesquelles la génération a été bercée! C'est l'histoire de l'esprit humain. Quelle est l'innovation qui n'ait suscité les oppositions les plus violentes et souvent de cruelles persécutions? N'y a-t-il pas eu toujours des gens, des sectes intéressées à étouffer la lumière naissante? Et ces gens et ces sectes, infatigables dans leur mauvais vouloir, n'ont-elles pas eu recours jusqu'à la mauvaise foi, jusqu'à la calomnie? N'ont-elles pas dénaturé le sens des écrits qui les offusquaient pour se donner plus facilement la victoire? Eh bien! n'est-ce pas l'esprit de nos jours?

Cependant, malgré tous ces obstacles, l'organicisme a fait d'immenses progrès, ses principes se sont infiltrés dans la pratique de la plupart des médecins modernes de tous les pays, de toutes les écoles.

La tombe va bientôt se fermer sur moi. Mes principes se défendront seuls. J'ai la conviction inébranlable d'avoir écrit ce qui est vrai. Je meurs avec la persuasion qu'un jour viendra où l'organicisme versera sa lumière sur toutes les écoles, où il régnera universellement au grand jour, ouvertement, où il n'y aura plus de honte à le confesser et à rendre publiquement justice aux auteurs qui l'ont les premiers proclamé.

PRÉFACE

DE LA SECONDE ÉDITION.

Tous les ans, en commençant mes leçons cliniques, je suis dans l'habitude de faire une exposition succincte des principes qui me dirigent dans mon enseignement et dans ma pratique. A l'issue de ces leçons, les élèves viennent me demander ordinairement dans quels ouvrages ils pourront trouver le développement de ces principes; un grand nombre de médecins étrangers m'ont souvent adressé les mêmes demandes. Les écrits où ces principes sont consignés n'existent plus, depuis plus de vingt ans, dans la librairie; les thèses où ils étaient exposés ont même été arrachées des collections publiques. J'ai cru qu'il pouvait n'être pas sans quelque utilité de faire réimprimer ces écrits, où les élèves et les médecins trouveront, sous un petit volume, l'exposition de l'organicisme.

Dans une première thèse, présentée en 1831,

les propositions fondamentales de cette doctrine, que j'enseignais dans mes cours depuis plus de quinze ans, furent exposées *ex professo*. Dans une seconde thèse, soutenue en 1833, le sort me donna à traiter cette question : *Jusqu'à quel point l'anatomie pathologique peut-elle éclairer la thérapeutique des maladies ?* C'était me donner l'occasion de faire l'application directe des principes de l'organicisme. Cette thèse était la conséquence de la première ; elle en formait pour ainsi dire la seconde partie, le complément nécessaire. Il était naturel de les joindre ensemble.

En publiant de nouveau les principes de philosophie médicale que je professe depuis quarante-cinq ans, je n'ai pas la prétention de me poser en réformateur, en chef de secte. Je hais le bruit, je le fuis autant que d'autres le recherchent ; je n'ai pas l'humeur militante; j'écris ce que je crois être vrai, et je m'en rapporte au temps.

Mon ambition est plus modeste; la voici : Je crois que les principes que j'expose sont un guide sûr pour diriger les médecins dans le dédale de leurs études et dans les difficultés, souvent inextricables, de la pratique de leur art; qu'à leur aide, on peut arriver, aussi sûrement qu'on puisse l'espérer, à la connaissance exacte de tous les éléments des maladies; que par eux, on peut atteindre à un diagnostic plus positif, plus complet, par conséquent à un pronostic moins incertain, et à des indications thérapeutiques plus rationnelles et partant plus efficaces que par le passé. J'espère donc que cette publication peut être de quelque utilité.

Malgré les critiques sans nombre, les dénégations, le dédain même, dont ces principes ont été l'objet, je n'en persiste pas moins à les considérer comme fondés. Ils sont simples et clairs, comme tout ce qui est vrai, peut-être trop pour leur succès, dans un temps où l'on n'a d'admiration que pour ce qui est obscur.

Je n'ai jamais répondu aux critiques que l'on m'a adressées; je les ai lues, examinées, pesées avec la plus grande attention; aucune ne m'a ébranlé dans ma conviction. La plupart ont été faites (le croirait-on?) par des gens qui ne se sont pas donné la peine de me lire. Ils ont critiqué sur des on-dit; établissant *a priori* une proposition absolue, ils l'ont combattue sans connaître ses développements, ses correctifs, etc. [1]. Aujourd'hui

[1] Ceci était écrit lorsque j'ai lu, dans la thèse de concours que M. Hirtz a soutenue pour la chaire de pathologie et de thérapeutique générales vacante à la Faculté de Strasbourg, une confirmation flagrante de ce que j'avance. M. Hirtz, en parlant de l'*organicisme*, n'en cite que les premières propositions, et tait celles qui reconnaissent les *maladies des fluides*, les *maladies*

encore, et tous les jours, je lis dans les journaux qu'il n'existe pas de philosophie médicale [1]. Il est vrai que ce sont les mêmes auteurs qui poussent l'impartialité jusqu'à affirmer que nous n'avons pas d'enseignement pratique dans la Faculté, *que nul professeur de clinique ne se donne la peine d'exercer les élèves au lit du malade* [2], etc. — C'est ainsi qu'ils font connaître et apprécier notre école aux étran-

spécifiques : donc M. Hirtz n'a pas lu ce qu'il réfute; car je ne puis supposer que, l'ayant lu, il le dissimule. Il me reproche de faire dire des sottises aux vitalistes pour les combattre plus aisément; il est encore un procédé plus facile : c'est de retrancher tout ce qui est incontestable dans une doctrine qu'on veut renverser. (M. Mathieu Hirtz, thèse de concours, p. 32 et 33.)

[1] « ..... La médecine, en un mot, pourrait posséder une his- « toire; mais une philosophie, c'est-à-dire l'exposition, l'appré- « ciation de ses lois générales, *non, assurément, puisque ces « lois générales n'existent pas encore.* » (*Gazette des hôpitaux* du 29 janvier 1846, n° 9.)

[2] « Les cliniques sont-elles autre chose que des cours qui, « au lieu d'être professés à la Faculté, le sont dans des salles « ou dans les amphithéâtres des hôpitaux? *Qui dirige l'élève « dans l'examen du malade?* qui l'interroge? qui lui enseigne « la valeur des symptômes? qui lui apprend les signes du dia- « gnostic, les moyens physiques qu'il exige? et pour ne citer « qu'un exemple, mais exemple capital, *quel professeur exerce « les élèves à la pratique de l'auscultation?* » (*Gazette des Hôpitaux*, 22 janvier 1846.) Je pourrais répondre : *Moi.* Mais, j'ai laissé la réponse aux élèves qui suivent mes cours. Toutes les critiques qui ont été dirigées contre moi sont dans ce genre.

gers ! Ils s'imaginent, sans doute, que le dénigrement est du patriotisme, et qu'ils font ainsi beaucoup d'honneur à la France !

A mes principes je n'ai donc pas encore rencontré d'objection de quelque valeur : c'est ce qui explique le silence que j'ai opposé aux attaques incessantes dirigées plus ou moins ouvertement contre l'*organicisme*. Nul doute que les auteurs de ces attaques ne se soient crus victorieux : ne les troublons pas dans les joies de leur triomphe.

Malgré la profonde conviction dont je suis pénétré pour les principes que je professe, j'ai peu d'espoir de les voir adopter, c'est-à-dire *confesser*, de mon vivant : trop d'obstacles s'y opposent.

Les préjugés intolérants que l'éducation première inculque dans la plupart des esprits ne permettent pas même le doute sur certaines matières. Comment voulez-vous obtenir qu'on examine une doctrine qui contrarie des croyances dont on est imprégné? Si à ces préjugés psychologiques, métaphysiques, philosophiques, vous ajoutez ceux, cent fois plus fanatiques, que nous a donnés l'éducation médicale, vous comprendrez sans peine pourquoi l'organicisme a trouvé et trouvera si longtemps encore tant de répulsion. Il n'y a pas de pire sourd que celui qui ne veut pas entendre :

qu'on me pardonne cette citation presque triviale.

Mais, par une contradiction bien singulière, ceux-là même qui rejettent nos principes avec le plus de mépris sont ceux qui les suivent le plus fidèlement au lit des malades. Ceux qui admettent l'existence de symptômes indépendants de toute lésion, qui reconnaissent des propriétés vitales et des maladies des propriétés vitales, sont ceux qui recherchent, au lit de leurs malades, le diagnostic local avec le plus d'ardeur, et qui fondent sur lui les indications thérapeutiques auxquelles ils accordent le plus de valeur. Jamais, au lit de leurs malades, vous ne les entendrez parler de propriétés vitales, de l'exaltation, de la diminution, de l'abolition, de la perversion de ces propriétés : ceci est bon pour leurs livres. Dans leur pratique, ils cherchent avec empressement la lésion anatomique qui produit les modifications de ces prétendues propriétés ; mais ils se garderont bien d'avouer ce qui les fait agir ainsi. C'est une chose remarquable que le silence absolu gardé sur le nom de l'auteur, tant par ceux qui ont rejeté l'organicisme que par ceux qui l'ont adopté. J'aime à croire que c'est à leur insu. Cette manière de procéder n'est, en dernière analyse, fâcheuse que pour l'amour-propre de l'auteur ; l'essentiel pour l'humanité, c'est que la vérité triomphe, n'importe par quel moyen.

Cependant, il faut en convenir, il est difficile de pousser l'abnégation de soi jusqu'à se laisser enlever le petit mérite qu'il peut y avoir à proclamer une vérité, et sous ce rapport, je me trouve encore dans une position singulière. Quelques auteurs professent l'*organicisme;* mais, ces auteurs se sont tout simplement attribué le mérite de l'invention. Vous les avez entendus dire publiquement *qu'ils ont toujours été organiciens, que tout le monde a toujours été organicien;* et d'un mot, ils dépouillent ainsi l'auteur d'une théorie. Ce procédé n'est pas juste; mais leur assertion est fausse, et rien ne serait plus facile que de leur prouver par leurs propres écrits qu'ils n'ont pas toujours professé cette doctrine. L'organicisme s'étant infiltré bon gré, mal gré, dans l'étude et l'exercice de la médecine, ils l'ont pris comme une monnaie courante, et ont fini par le croire leur. Ils n'ont pas pris la peine de suivre les débats ; ils n'ont pas voulu voir les luttes, les efforts qu'il a fallu soutenir en faveur de ce système. Ils l'ont trouvé établi, ils l'ont jugé bon : ils l'ont pris, tout simplement. Il est vrai de dire qu'ils y ont ajouté des modifications qui, selon nous, le rendent inacceptable.

Il est encore une classe de médecins qui, par une

intention peut-être plus malveillante encore, ont cherché à attribuer à Broussais le mérite de *l'organicisme*, et en cela ont été moins justes que leur maître, qui a proclamé la supériorité de cette doctrine dans une circonstance solennelle (1). Ces médecins écrivent que Broussais est le véritable *localisateur* des maladies; que c'est lui qui a le premier fixé le siége des maladies, etc. Il faut avoir oublié complétement, il faut penser que tout le monde a oublié la doctrine de l'irritation et la centralisation de toutes les maladies dans le canal intestinal, pour avancer une aussi étrange assertion; quand il est constant que chacune des propositions de l'organicisme n'a été émise qu'en vue de combattre une erreur du physiologisme. Pour ne citer qu'un exemple, mais bien concluant, est-ce Broussais qui a localisé les maladies cérébrales, lui qui, au sujet de ces maladies, a imprimé les paroles suivantes : « Les nuances d'altération (du cerveau) ne peuvent être considérées que comme des traces un peu différentes d'une affection toujours la même, et non pas comme des maladies de diverses natures. *A quoi bon la prétention de les*

[1] Broussais, dans un discours de rentrée, avait dit : « Une doctrine plus large que la mienne, etc. » Cette phrase a disparu dans l'impression; mais M. Andral, qui était placé près de moi, se pencha et me dit : « Voici l'organicisme. »

distinguer avant de les combattre ? » Certes, ce n'est pas là le moyen d'arriver à la localisation de la paralysie et à la détermination des maladies dont elle est le symptôme ; et si, par une logique irrésistible, on porte ce raisonnement sur les maladies de tous les viscères, on voit combien il est peu propre à favoriser la distinction de leurs divers états morbides, à les *localiser* en un mot, puisqu'au contraire il tend à les confondre. Mais nous établirons plus tard un parallèle entre les deux doctrines. Nous regrettons vivement que quelques-uns de nos amis aient adopté, sans examen, l'opinion que nous combattons ici. Nous en avons entendu plusieurs, dans des actes publics, et en notre présence, attribuer à Broussais la localisation des maladies ; ce n'est de leur part qu'un simple défaut d'attention.

Ainsi les uns rejettent l'organicisme en paroles et le suivent en pratique ; les autres l'adoptent dans leurs discours, dans leurs écrits, dans leur pratique, mais s'en disent les inventeurs ; quelques-uns en attribuent le mérite à l'auteur de la doctrine physiologique. De tout cela, il faut tirer la conclusion que l'*organicisme* est suivi par tout le monde, que c'est la doctrine aujourd'hui dominante, et que probablement elle ne fera que s'affermir par la suite des temps.

On ne trouvera donc pas mauvais que je réclame la propriété et la responsabilité de mes idées bonnes ou mauvaises. Il est, en effet, bien pénible pour un auteur qui a consacré sa vie à la propagation d'une idée qu'il croit vraie, de s'en voir enlever le mérite.

C'est, au reste, ce qui m'est arrivé dans beaucoup d'autres occasions.

J'ai fréquemment reconnu dans des écrits récents mes opinions sur diverses affections, et entre autres sur les maladies du cerveau. Les écrivains s'en sont emparés, sans citer les sources, les croyant sans doute dans le domaine public de l'art; mais ce qui m'a été le plus sensible, c'est de voir ces mêmes opinions citées plus tard par d'autres auteurs, et attribuées par eux aux premiers plagiaires. Est-ce malveillance, est-ce ignorance? Je ne sais; mais c'est malheureux pour le véritable auteur. Je sais combien il est ridicule de réclamer des droits d'invention ou de priorité; aussi m'en suis-je bien gardé.

En publiant les dissertations suivantes, je crois donc d'abord faire une chose utile; en cherchant à propager une doctrine qui a déjà produit tant d'applications heureuses, comme on le verra plus bas, et d'où je vois découler les progrès à venir de la médecine, je crois rendre un service à notre profession; en second lieu, je donne à mes lecteurs l'occasion de connaître la source de ces principes.

J'ai cru devoir faire précéder cet écrit d'un article sur *l'Incrédulité en matière de médecine*, article dont la première partie a été publiée dans une revue non médicale, et dont la seconde est inédite, Je ne pense pas qu'il soit indifférent de croire ou de ne pas croire à la profession que l'on exerce. Quelques réflexions sur ce sujet me paraissent donc une introduction toute naturelle à la philosophie de la science.

Pour atteindre la supériorité dans un art, il faut l'aimer; pour l'aimer, il faut y croire. On peut dire généralement que les hommes qui ont honoré la médecine par leur génie l'ont étudiée, l'ont pratiquée avec amour. Hippocrate, Galien, Boerhaave, Sydenham et tant d'autres ont été passionnés pour leur art. On peut de même affirmer que beaucoup de médecins ne sont restés obscurs que parce qu'ils n'y croyaient pas. Comment voulez-vous, en effet, qu'on se donne beaucoup de peine pour approfondir une science en laquelle on n'a pas foi? Bien plus, nous ne craignons pas de dire qu'il ne peut y avoir que des médecins médiocres qui ne croient pas à la médecine : ils ont leurs raisons pour cela, et nous ne devons pas nous étonner qu'ils ne croient pas à la leur. Il est des médecins qui s'imaginent qu'il est spirituel et de bon ton d'afficher de l'incrédulité pour leur profession; ils croient se donner ainsi un air de supériorité. Il fut un temps où il était de mode d'affecter cette espèce d'impiété; contentons-nous de rappeler ici cette sentence de Voltaire : « Le plus sûr moyen de rester inférieur à son art, c'est de se croire supérieur à lui. »

DE L'INCRÉDULITÉ

EN MATIÈRE DE MÉDECINE

DE L'INCRÉDULITÉ

EN MATIÈRE DE MÉDECINE

> Si la lumière arrive un jour aux hommes, c'est de la médecine qu'elle viendra.
>
> (DESCARTES.)

Les médecins sont tous les jours exposés à des attaques, à des railleries de la part des gens du monde. On les poursuit par des plaisanteries de mauvais goût, sans doute, mais qui ne laissent pas que d'humilier le médecin qui n'y peut répondre, et de donner une apparence de triomphe à ceux qui les attaquent; c'est là une infériorité qui ne saurait être tolérée, car elle est fausse et profondément injuste. C'est pour mettre les médecins à même de repousser ces attaques, que nous avons essayé de publier des faits et des raisonnements qui pussent servir d'armes défensives à nos jeunes confrères. Des écrits publiés par des auteurs d'un grand talent auraient dû peut-être nous arrêter dans ce travail; mais en les examinant avec attention et impartialité, nous nous sommes convaincu que ces écrits, nés à une époque déjà éloignée de la nôtre, avaient besoin d'être rajeunis pas des faits plus positifs et des raisonnements moins hypothétiques. Le reproche le plus souvent proféré, *c'est qu'on ne croit pas à la médecine*, que la médecine *n'existe pas*. C'est ce que nous nous proposons de repousser.

Le médecin qui vient soutenir la certitude et l'excellence de son art est-il placé dans des conditions favorables pour faire accueillir son opinion? Ne risque-t-il pas d'en être pour ses frais d'éloquence, par cela seul qu'il est intéressé dans la question? le terrible : *Vous êtes orfèvre* n'est-il pas propre, en effet, à neutraliser les plus puissants arguments?

Mais les raisons que l'on apporte pour soutenir une opinion seront-elles moins bonnes pour être données par une personne que la question intéresse? La vérité sera-t-elle moins vraie pour être dite par celui à qui elle peut profiter? Les raisonnements perdent-ils ou acquièrent-ils de la valeur pour venir de telle ou telle personne? La puissance de ces raisonnements n'est-elle pas indépendante de celui qui les émet?

Et si celui qui plaide pour la médecine donne en sa faveur des preuves irréfutables, le seront-elles moins parce qu'il sera médecin?

Osons donc hasarder quelques raisonnements en faveur de la médecine, si décriée dans ce siècle de dénigrement.

Je ne crois pas à la médecine, voilà ce qu'on entend dire de toutes parts : gens de robe, gens d'épée, gens de tout âge, de tout sexe, de tous états, de toutes conditions; gens instruits, gens ignorants, gens sots et gens d'esprit, tout le monde se croi en droit d'attaquer la médecine ; et ceux-là n'y sont pas les moins ardents qui s'y connaissent le moins.

Je ne crois pas à la médecine! mais que prétend-on en parlant ainsi? Veut-on dire qu'il n'existe pas de science, d'art qu'on puisse appeler *médecine?* Veut-on dire que beaucoup de maladies sont au-dessus des ressources de l'art ou de la nature? Veut-on dire qu'on ne peut compter sur l'efficacité des remèdes, parce que leur action n'est pas constante? Enfin, veut-on dire qu'il n'existe pas de gens capables d'appliquer d'une manière convenable, avec sagacité, les remèdes dont la puissance est constatée?

Examinons un peu ces diverses questions.

Mais, d'abord, ne pourrions-nous pas demander sur quoi l'on se fonde pour s'arroger le droit de donner son avis sur un semblable sujet? Ne pourrions-nous pas demander s'il est bien sage de croire ou de ne pas croire à une chose que l'on ne connaît pas, et s'il n'y a pas quelque ridicule à s'ériger en juge d'une science que l'on ignore, que l'on n'a pas étudiée? Ne s'expose-t-on pas, en effet, à ressembler à ces gentilshommes de Molière qui raisonnent si bien sur toutes choses sans avoir jamais rien appris?

Sur quelles études, en effet, les incrédules se basent-ils pour ne pas croire à la médecine? Ont-ils pâli sur les livres, dans les hôpitaux et les amphithéâtres? Ont-ils consumé les plus belles années de leur jeunesse à étudier, le scalpel à la main, les innombrables ressorts de la machine humaine? Ont-ils cherché à comprendre le merveilleux mécanisme de ces admirables ressorts? Ont-ils suivi avec une patience et un courage à toute épreuve, pendant longues années, les changements, les altérations que la maladie apporte dans les organes et leurs fonctions? Ont-ils, après la mort, interrogé assez de restes inanimés pour savoir si la science est parvenue à l'incroyable résultat de reconnaître ces altérations pendant la vie? Ont-ils observé assez de malades pour s'enquérir si certains agents, que l'on appelle remèdes, apportent ou non des changements bons ou mauvais dans le cours des maladies? Assurément, non. Eh bien! dès lors, sur quelles données fondent-ils leur incrédulité? Cette incrédulité n'est-elle pas gratuite, et n'est-il pas superflu de chercher à la combattre? Vous n'êtes pas juges compétents, nous récusons votre jugement : voilà la seule réponse que nous devrions leur faire.

Un jour, Bernardin de Saint-Pierre, qui avait fait une Physique du monde à sa manière, se plaignait à Napoléon du mépris que les savants affectaient pour ses écrits. « Savez-vous le calcul intégral? lui dit Napoléon. — Non, sire. — Eh bien! allez l'apprendre. »

Toutefois, laissons là cette fin de non-recevoir, essayons d'une argumentation moins tranchante, et tâchons de faire pénétrer notre conviction dans l'esprit du lecteur, sans doute assez mal prévenu par ce préambule peu conciliateur.

La tâche que nous nous imposons n'est pas si facile qu'on pourrait le croire; il est des choses si évidentes qu'il devient très-difficile de les démontrer. Tel est le sort des axiomes; tel est aussi le genre de difficulté que nous éprouvons à démontrer l'existence de la médecine. Est-il facile, en effet, de prouver l'existence de la lumière, du mouvement, de prouver que deux et deux font quatre?

On ne comprend guère, quand on y réfléchit, qu'on ait pu nier l'existence de la médecine. C'est nier, en effet, qu'il y ait des maladies; c'est nier qu'il y ait des causes de maladies; c'est nier qu'il y ait des circonstances qui aggravent les maladies; des circonstances qui les amendent et les guérissent. Car si l'on admet qu'il y ait des maladies, des causes de mort, des causes de guérison, on sera forcé d'admettre :

1° Que ces maladies, observées depuis des siècles, doivent être aujourd'hui connues pour la plupart;

2° Que les causes qui les produisent, ou du moins un grand nombre, ne doivent pas l'être moins;

3° Que les causes qui les aggravent, les amendent et les guérissent, ne doivent pas être plus ignorées.

Il est facile de prouver par des faits que, puisqu'il y avait des maladies, et partant des causes de maladies, on a dû, dès l'origine des temps, s'appliquer à connaître ces causes, chercher à les détruire et à soustraire les malades à leur funeste influence. De là, une des branches les plus importantes de la médecine.

Citons quelques-uns de ces faits.

Tous les automnes, une maladie épidémique décimait Agrigente. Empédocle s'aperçut que des vents réguliers, passant sur des marais infects, revenaient chaque année, à la même époque, et soufflaient sur la ville en traversant un étroit vallon. Ce grand homme fit combler le vallon, et la ville fut à jamais préservée du fléau qui la dévastait.

Dans la même ville, un ruisseau coulant sur une vase impure entretenait sur ses bords des maladies endémiques qui dévoraient la population. L'aspect hâve et défait des malheureux habitants de ces bords attira l'attention et la pitié du philosophe. Il fit venir dans le lit de ce ruisseau les eaux limpides d'une rivière rapide qui coulait non loin de là, et les maladies qui désolaient ces rives disparurent pour toujours.

Faut-il citer encore l'admirable conduite d'Érasistrate dans la maladie du jeune Antiochus? Faut-il redire par quelle prodigieuse sagacité ce médecin découvrit la cause qui conduisait le jeune prince à la mort, et le moyen plus ingénieux encore qu'il mit en usage pour le sauver?

Dans des temps plus rapprochés de nous, dans le siècle dernier, le médecin Dumoulin (dont le nom soit à jamais honoré!) donnait ses soins à un malade dont, malgré ses efforts, la mort approchait avec rapidité. Il apprit que le chagrin de ne pouvoir faire honneur à ses affaires entraînait ce malade au tombeau. Dumoulin laissa un jour cette ordonnance: *Bon pour trente mille francs à prendre chez mon notaire;* et le malade fut guéri.

Ce qu'Empédocle, ce qu'Érasistrate, ce que Dumoulin ont fait, se répète journellement sous nos yeux, dans des occasions moins éclatantes, sans que le monde s'en étonne, sans même qu'il s'en occupe. Il n'y a pas de médecin, ayant exercé quelque temps sa profession, qui n'ait pu, par ses conseils, faire revenir à la vie quelque victime des passions.

Si l'espace et le temps nous le permettaient, il nous serait facile, en descendant aux détails, de faire voir, par exemple, qu'une alimentation insalubre ou insuffisante produit sur l'organisme telle ou telle espèce de maladie: le scorbut, l'anémie, les hydropisies, etc.; qu'une alimentation trop riche, trop réparatrice, fait naître la polyémie, les congestions, les inflammations, etc. Nous ferions voir qu'il n'est pas plus difficile de connaître et d'apprécier l'influence funeste de l'air froid, de l'air humide, de l'air trop chaud, de l'air rare, de l'air dense, et de la transition brusque de l'une à l'autre de ces conditions atmosphériques; enfin de la privation d'air, de la respiration de gaz non respirables, de gaz délétères qui produisent toutes les asphyxies, que l'art combat avec tant de succès. Viendrait ensuite la démonstration non moins facile des fâcheux effets de la suppression de la transpiration, d'une hémorrhagie habituelle, d'un exanthème cutané; l'appréciation de l'influence fatale des affections morales, dont le fait cité tout à l'heure est un si mémorable exemple. Il serait tout aussi aisé de prouver l'influence de l'excès des veilles, du travail intellectuel, de l'exercice forcé, de l'abus dans les plaisirs, etc., et de ces considérations nous verrions découler les préceptes les plus utiles, et la conséquence nécessaire qu'il faut à tout prix éviter ces agents de destruction [1].

Personne, sans doute, ne sera tenté de nous contester la vérité de ces assertions.

Maintenant, si ces causes ont, dès l'origine des temps, produit des maladies, vous conviendrez que ces maladies ont dû, dès ces temps reculés, frapper l'attention des hommes, et que dès lors elles ont dû être observées et décrites. C'est, en effet, ce qu'attestent les innombrables écrits des médecins de tous les siècles. Vous ne refuserez pas d'admettre que ces maladies s'étant reproduites un nombre infini de fois, elles doivent aujourd'hui, après une observation si souvent répétée, être très-bien connues pour la plupart. Ainsi l'existence de causes de maladies, la nécessité et les moyens de se soustraire à leur action, l'existence et la connaissance de

[1] Voyez plus bas de l'*Influence de l'anatomie pathologique sur la thérapeutique*.

leurs effets, c'est-à-dire des maladies, ne sauraient être révoqués en doute.

Pour nier que ces observations aient pu être faites, il faut nier d'abord les faits qui aujourd'hui constituent le domaine de la science, et qui sont le fruit de ces observations; il faut supposer, en second lieu, que tous ceux qui se sont livrés à ces sortes de travaux étaient des esprits médiocres, bornés, sans capacité, ou bien enfin que le sujet était au-dessus de l'intelligence humaine. Or, le peu d'exemples que nous avons pu citer prouve premièrement qu'il existe des faits incontestables dont le nombre, plus ou moins grand, constitue le domaine de la médecine; secondement, que la matière n'est pas au-dessus des capacités ordinaires, car j'ai la conviction qu'en lisant les traits de génie d'Empédocle, d'Érasistrate, de Dumoulin, plus d'un de nos lecteurs s'est dit modestement en lui-même qu'il en aurait bien fait autant : aussi professons-nous que la médecine n'est que le sens commun, aidé par l'étude, appliqué à l'homme malade. Enfin, pour peu que l'on connaisse l'histoire de l'esprit humain, l'on ne peut pas ignorer que les plus grands génies dont l'humanité puisse s'honorer ont illustré la médecine, et que par conséquent ils n'ont pas été tous des idiots, ceux qui se sont livrés à son étude.

Maintenant, il est tout aussi facile de prouver que, s'il y avait des causes qui aggravaient les maladies, des circonstances où elles s'amendaient, où elles guérissaient, on a dû aussi de tout temps s'enquérir de ces causes, chercher à éviter, à détruire les premières, à faire naître les secondes.

Y a-t-il, en effet, des maladies qui s'aggravent et qui tuent? y en a-t-il qui restent stationnaires? y en a-t-il qui guérissent? La réponse à ces questions ne saurait être douteuse. Eh bien! il y a donc des causes qui aggravent les maladies, il y en a qui les font rester stationnaires, il y en a qui favorisent leur guérison. S'il en est ainsi, pourra-t-on contester que, depuis trois mille ans que l'on observe des malades, il a été possible de reconnaître un grand nombre de ces causes? et dès lors pourra-t-on contester que l'on sache aujourd'hui ce qu'il faut faire pour qu'une maladie ne s'aggrave point, ce qu'il faut faire pour qu'elle s'amende, ce qu'il faut faire pour qu'elle guérisse?

Croyez-vous que l'on ait pu observer que, dans une gastrite, une pneumonie, par exemple, il pouvait être nuisible de prendre des aliments fortement réparateurs, du bœuf, du mouton, du gibier, ou de faire usage de boissons excitantes, de vin pur, d'eau-de-vie, de thé, de café? Sans doute, n'est-ce pas? Qu'il pouvait être utile, au contraire, de garder l'abstinence, de faire usage de boissons douces? Vous ferez bien encore cette concession? Croirez-vous qu'on ait pu faire des observations semblables ou analogues pour la plupart des autres maladies? Eh bien! vous venez de reconnaître l'existence de la médecine; car, toute la médecine consiste dans de pareilles observations.

Mais, direz-vous, ce n'est là que la médecine hygiénique, et nous n'avons jamais nié l'hygiène.

Voyons donc, parmi des milliers d'autres, quelques faits thérapeutiques dont vous ayez entendu parler. Connaissez-vous les maladies syphilitiques, et savez-vous quelle est l'action du mercure dans ces maladies? Avez-vous entendu parler des fièvres intermittentes pernicieuses, qui tuent les malades au second ou au troisième accès? et savez-vous quelle est l'admirable puissance du quinquina dans ces affreuses maladies? Savez-vous que, par ce moyen si simple, avec quelques centigrammes de cette merveilleuse substance, on arrache un malade à une mort certaine? Savez-vous que la vaccine vous a peut-être vous-même soustrait à la tombe? qu'elle vous a préservé de l'horrible malheur de perdre la vue, ou tout au moins du fâcheux inconvénient d'être défiguré par de hideuses cicatrices? Eh bien! la médecine vous rend tous les jours des services aussi éminents, et dont vous ne daignez pas davantage vous apercevoir, non pas toujours par des remèdes spécifiques, mais par des traitements habilement dirigés. Les plus fréquentes des maladies, les inflammations de toute espèce, mortelles bien souvent lorsqu'elles sont abandonnées à elles-mêmes, guérissent le plus ordinairement par une médication méthodique.

Parlerai-je de la chirurgie, cette si grande et si belle partie de la médecine? Mais vous me direz que vous ne niez pas l'existence de cette branche de l'art de guérir. Mais la chirurgie est-elle autre chose qu'une partie de la médecine, et de quel droit vouloir séparer deux parties d'un même tout? Devant les miracles que la chirurgie enfante tous les jours, on ne peut qu'admirer et se taire. Voyez, en effet, cet individu qui se meurt d'hémorrhagie : le chirurgien lui lie l'artère blessée ou la tord, et le malade est sauvé! Chez cet autre, les intestins sont étranglés, il va périr : une incision débride l'intestin, le mourant revient à la vie! Un troisième se brise les membres : un appareil ingénieux lui en rend bientôt l'usage. Une pierre est renfermée dans la vessie : la chirurgie va chercher le calcul dans la profondeur de l'organe, l'attaque, le brise et l'extrait en fragments! Cet enfant suffoque, étranglé par une fausse membrane : on ouvre à l'air un passage artificiel, et l'enfant est rendu à sa mère! Un corps devenu opaque dans vos yeux vous ravit la lumière : l'on vous extrait ou l'on vous abaisse ce corps, et la clarté des cieux vous est rendue! Mais cet art, c'est encore de la médecine, et l'art de guérir en serait réduit à vous rendre ces services, que vous ne pourriez lui refuser votre reconnaissance et votre admiration.

D'après ce qui précède, il est difficile de contester encore qu'il existe des maladies, et que ces maladies sont pour la plupart bien connues; des causes de maladies que l'on peut éviter; des causes de guérison qu'on peut employer à volonté, *et par conséquent il existe une médecine.*

Mais de l'existence d'une médecine on ne peut déduire qu'il y ait des gens capables d'en faire une utile application, et l'on *appellerait volontiers la médecine si elle pouvait venir sans le médecin.* O Rousseau, j'en demande pardon à ta grande ombre, mais tu as avancé là un bien monstrueux sophisme!

Vous venez de confesser qu'il existe une médecine, et pour cela vous avez nécessairement admis que des observateurs ont eu assez de sagacité pour reconnaître les faits qui constituent la science; que ces observateurs ont non-seulement reconnu qu'il existait des maladies, des causes de maladies, mais encore des agents de guérison. Mais, pour reconnaître des *agents de guérison*, il faut bien qu'ils les aient employés un certain nombre de fois, qu'ils en aient étudié, observé, reconnu les effets, et qu'ils *aient, en les employant, obtenu aussi des guérisons*. Et vous voulez que ce que l'on a fait dans des temps plus ou moins reculés, on ne puisse plus le faire aujourd'hui? aujourd'hui que toutes les connaissances humaines perfectionnées sont venues éclairer l'art de guérir, en versant sur lui leurs lumières communes?

Apparemment, nous ne sommes pas moins intelligents que nos pères, et nous avons de plus qu'eux la connaissance de faits qui, depuis, se sont accumulés par la succession des âges : comment ne pourrions-nous pas faire ce qu'ils ont fait? et s'ils ont pu guérir quelquefois, en appliquant leurs connaissances et leur sagacité à l'homme malade, pourquoi n'en pourrions-nous pas faire autant, nous aussi intelligents qu'eux, et plus qu'eux riches de faits acquis? S'il a existé des gens qui ont guéri, pourquoi n'y en aurait-il plus aujourd'hui? et s'il y en a, pourquoi vouloir appeler la médecine sans le médecin?

L'habileté, et partant, l'utilité de l'application, se déduisent nécessairement de la sagacité, de l'expérience, de l'instruction de celui qui applique; nier la possibilité de l'application, c'est nier l'expérience, c'est nier l'instruction, c'est nier le génie : or, nous ne sachions pas qu'il suffise d'être médecin pour être dépourvu de toutes ces qualités.

Admettre la science et rejeter l'art, c'est admettre l'effet et rejeter la cause qui le produit; car la science n'a pu être faite que par l'artiste, la science ne peut être créée que par les déductions des applications. Et que saurait-on, en effet, sans l'application? Appeler la médecine sans le médecin, c'est appeler la musique sans le musicien, la peinture sans le peintre, l'architecture sans l'architecte, la poésie sans le poëte, l'éloquence sans l'orateur, la chirurgie sans le chirurgien, l'instrument sans la main qui le dirige, l'œuvre enfin sans l'auteur, en un mot, c'est proférer, ainsi que nous l'avons dit, un absurde paradoxe.

Mais, dites-vous, l'homme est trop sujet à l'erreur pour qu'on puisse se hasarder à confier sa vie aux chances de son intelligence. Mais cette intelligence que vous calomniez, savez-vous dans combien de circonstances elle a produit des merveilles? Savez-vous que, dans les circonstances périlleuses où l'art n'a pas tracé de règles, c'est le génie qui vous sauve, et que sans lui vous succomberiez? Savez-vous que la médecine n'est pas toute dans l'officine du pharmacien ou de l'herboriste, mais dans l'art de saisir l'à-propos? Savez-vous que les mêmes agents qui guérissent dans un moment peuvent tuer dans un autre? Savez-vous que le médecin le plus habile n'a pas d'autres instruments que le médecin le plus médiocre, et que toute la différence ne vient que de l'art de l'application? — Sans doute, nous savons tout cela, et c'est ce qui nous fait peur. Si la médecine était fixée d'une manière tellement invariable, qu'il ne fallût pas pour l'exercer plus de talent qu'il n'en faut pour chercher dans un dictionnaire une maladie à laquelle serait accolé le remède, alors nous y croirions; mais puisqu'il faut que l'homme y apporte son jugement, son esprit, sa pénétration, nous n'y croyons plus. — Au fait, ce serait plus commode et plus sûr, si c'était une mécanique; mais enfin il n'en est point ainsi, et jusqu'à ce qu'on soit parvenu à ce degré de perfection, vous serez forcé, si vous ne voulez pas mourir dans la majorité de vos maladies, de vous confier à la sagacité, à l'instruction, à l'expérience de gens qui, ayant consacré toutes leurs facultés à l'étude des maladies, vous offriront quelques garanties de succès. Bien loin de les craindre, vous devriez les désirer: car tout n'est pas écrit, n'est pas prévu dans les livres, et le médecin en sait toujours plus que la médecine.

Mais rassurez-vous, les cas qui menacent le plus souvent votre existence sont aussi les mieux connus et ceux que tous les médecins guérissent avec le plus de certitude; il n'est pas nécessaire d'être doué de génie pour cela.

Si les médecins supérieurs pouvaient seuls exercer leur art d'une manière utile pour l'humanité, vous auriez raison de craindre: ce serait un véritable malheur; car, il faut bien l'avouer, le génie est rare en médecine comme ailleurs. Mais même, dans l'hypothèse où le médecin n'est doué que d'une intelligence vulgaire, il est encore certain que ses conseils et ses secours vous seront très-utiles dans les cas les plus fréquents.

N'est-il pas vrai qu'un homme d'une organisation intellectuelle moyenne, ayant consacré sa jeunesse à des études consciencieuses, suivi des maîtres habiles, observé, dans nos vastes hôpitaux où l'on met l'expérience en serre-chaude, un grand nombre de malades; n'est-il pas vrai, dis-je, que cet homme en saura plus en médecine que votre voisin qui ne s'en sera jamais occupé? et si vous êtes malade, ne sera-t-il pas plus prudent et plus sage à vous de réclamer les conseils d'un tel homme, que de vous abandonner à votre instinct, à vos erreurs, à vos préjugés? N'y a-t-il pas plus de probabilités en faveur de cet homme, en faveur de l'utilité de ses conseils, qu'il n'y en a en faveur de votre propre raison dépourvue d'études, ou en faveur de tout individu étranger à l'art de guérir, ignorant ses principes les plus élémentaires?

Ainsi, la médecine devra venir à vous, non pas seule, ce qui est absurde, non pas seulement à la suite d'un homme de génie, ce qui est difficile, mais amenée par un homme d'une intelligence ordinaire; car, même de cette manière, elle pourra vous rendre encore d'immenses services.

Resteront donc les circonstances où le médecin pourra être inattentif; les cas encore inobservés ou mal connus; les cas obscurs par les phénomènes qui les traduisent; ceux malheureusement plus nombreux qui sont au dessus des ressources de l'art et de la nature. Mais vouloir renoncer aux bienfaits d'un art parce qu'il peut se trouver quelques cas rares et exceptionnels où sa puissance vient échouer, n'est-ce pas renoncer à se promener dans un bois parce qu'il s'y trouve quelques épines? n'est-ce pas renoncer à exploiter une mine d'or parce que cet or est mélangé de métaux moins purs? n'est-ce pas, en un mot, renoncer à des avantages sans nombre dans la crainte d'être déçu quelquefois? Une pareille conduite est-elle bien digne d'hommes sages?

Je ne veux pas finir cet article sans signaler une singulière contradiction de l'esprit humain. Les hommes qui se sont le plus distingués par leur incrédulité en médecine, et même par leur haine contre elle, sont justement ceux qui ont eu le plus de confiance dans les arcanes, les sortiléges, les miracles, les remèdes de bonnes femmes.

Montaigne, qui fut en tout le guide et le modèle de Rousseau, ne croyait pas à la médecine; mais en revanche, il croyait que les Scythes préservaient leurs enfants de tous maux en leur ouvrant les veines des tempes, que les Psylles garantissaient les leurs de toutes maladies à venir en les plongeant dans des tonneaux remplis de cérastes. Caton (auquel Horace donnait une âme atroce, épithète qu'il prenait toutefois en bonne part), Caton, qui chassa les médecins de Rome, traitait toutes les maladies de sa famille et de ses esclaves avec des choux! Je connais des gens d'esprit qui croient fermement s'être préservés du choléra avec une ceinture de soie cramoisie! J'en connais d'autres qui portent trois marrons dans leurs poches pour se préserver de tous maux! Ces gens-là ne croient pas à la science. M. N. ne croit pas à la médecine, mais en revanche il croit à la moutarde blanche. M. X., autre incrédule, croit à la médecine Leroy. M. M. de M. croit à l'homœopathie: trois grains de sulfate de quinine dans le lac de Genève suffisent pour guérir toutes les fièvres intermittentes, présentes et futures!...

Vous ne croyez pas à la médcine de l'homme intelligent, instruit, consciencieux, qui dépense tout ce que la nature lui accorda de moyens à s'enquérir des faits observés, à étudier la nature dans ses replis les plus cachés; vous ne croyez ni à sa conscience, ni à sa sagacité, ni à son instruction, ni à son expérience, mais vous croyez aux commères!

O cæcas hominum mentes! o pectora cæca[1]!

Quoique les généralités qu'on vient de lire suffisent, ce nous semble, pour faire voir combien est vainc et mal fondée l'incrédulité en médecine, nous pensons qu'il n'est pas inutile au succès de notre cause de descendre à la réfutation des principales raisons sur lesquelles s'appuient nos adversaires pour établir leur opinion. Depuis bien des années que nous entendons soutenir cette thèse banale, nous avons sans cesse entendu rebattre les mêmes objections. Ce sont toujours ou des plaisanteries plus ou moins spirituelles, ou des arguments plus ou moins spécieux. On pense bien que nous ne dirons rien des premières : bonnes, nous en rirons de grand cœur. Nous sommes très-heureux que des hommes tels que Montaigne, Molière, J.-J.

[1] *Revue du Progrès*, janvier 1840.

Rousseau, et bien d'autres d'une valeur moins grande, aient flagellé de leurs épigrammes les ridicules de nos devanciers : l'enseignement n'a pas été perdu pour nous. Mauvaises, nous les tairons complétement. Mais nous allons examiner les seconds, et dans le grand nombre nous choisirons les plus puissants.

Nous avons souvent entendu dire à des gens qui passent pour avoir de l'esprit : « Il y a d'autant moins de malades qu'il y a moins de médecins ; les sauvages ne sont jamais malades ; il y a plus de malades aujourd'hui qu'autrefois, » etc. Voilà les pauvres médecins bien convaincus d'impuissance, de nullité avec un pareil argument ! *Là où il n'y a pas de médecins, il n'y a pas de malades ; il y a plus de maladies qu'autrefois !* Mais si l'on avait voulu exalter l'utilité de la médecine, aurait-on pu trouver un argument plus puissant ? N'est-il pas vrai que si la médecine guérit, le même individu pourra avoir dans sa vie trente, quarante, cent maladies ? N'est-il pas vrai que si la médecine ne guérit pas, l'individu mourra à la première maladie qui le frappera ? S'il en est ainsi, n'est-il pas évident que plus la médecine sera parfaite, c'est-à-dire plus elle guérira de maladies, plus celles-ci seront nombreuses, puisqu'au lieu d'une maladie le même individu pourra en avoir un grand nombre ? Si donc il y a plus de maladies qu'autrefois, n'est-ce pas parce que la médecine est plus parfaite et qu'elle guérit plus souvent?

J'étais un jour dans un village, remarquable par sa situation éminemment hygiénique. Dans une conversation sur la santé des habitants, le curé me dit: « Oh ! Monsieur, ici, il n'y a jamais de malades; les habitants ne sont jamais malades que pour mourir. » Je ne pus m'empêcher de penser que l'éloge était mince pour l'Esculape de l'endroit; mais après avoir eu une conversation avec celui-ci, je me convainquis que le curé devait dire vrai: les pauvres habitants ne devaient être malades qu'une fois.

Mais si, d'un côté, la médecine guérit plus, et que par cela seul il soit nécessaire qu'il y ait plus de maladies à mesure qu'elle se perfectionne; d'un autre côté, l'hygiène plus parfaite en prévient un plus grand nombre. La vaccine soustrait à la variole toute la population que cette maladie décimait dans les temps passés. Les perfectionnements apportés par les sciences dans les arts utiles, les agents hygiéniques, mieux dirigés dans tous les genres, dérobent incontestablement un grand nombre d'individus à la maladie, à la mort. Les exemples abondent: en voici un qui m'a souvent frappé. Du temps de Pinel, l'hôpital de la Salpêtrière était entouré d'eaux stagnantes; égout de cet établissement, la Bièvre croupissait à ses portes. Les fièvres intermittentes pernicieuses frappaient souvent les habitants de l'hospice. On a desséché ces cloaques, assaini les bâtiments, les cours, couvert la Bièvre, et depuis lors ces fièvres ont disparu. Dans les dernières années de mon séjour dans cet hospice, en qualité de médecin, je n'en ai plus observé. S'il y avait plus de maladies qu'autrefois, on pourrait à la rigueur en accuser l'imperfection de l'hygiène, mais non assurément celle de la thérapeutique. Mais le reproche est aussi mal fondé pour l'une que pour l'autre, et l'objection ne mérite pas une plus longue et plus sérieuse réfutation.

On meurt, dit-on encore, autant que l'on mourait autrefois. Que signifie cette objection? Si l'on veut dire par là que le nombre des morts est, en dernière analyse, toujours le même, la chose est incontestable; car naissant tous pour mourir, en définitive, nous devons tous finir par là. Cette objection, ainsi posée, se réfute d'elle-même; elle n'est que ridicule. Mais si l'on veut dire que l'on ne vit pas plus longtemps, que la vie commune n'est pas d'une durée plus longue, que sur un nombre donné de malades, il y a la même mortalité, oh! ici les chiffres donnent un démenti formel à cette assertion; la statistique répond d'une manière péremptoire. Les résultats suivants sont pris aux sources officielles : c'est à l'administration des hospices que nous avons puisé les premiers, et c'est aux ouvrages les plus dignes de confiance que nous avons demandé les seconds. Or, voici ce que disent les uns et les autres :

Il résulte de la statistique officielle des hôpitaux, qu'il mourait, avant la première révolution, 1 malade sur 3,50, à l'Hôtel-Dieu de Paris.

D'après le rapport de Pastoret, de 1804 à 1814, il est mort dans le même hôpital 1 malade sur 4,93. Enfin, d'après le relevé de 1844, la mortalité, calculée d'après le nombre des individus sortis par guérison ou par mort, divisé par le nombre des morts, sans distinction d'âge ni de sexe, a été de 1 sur 6,57, c'est-à-dire que la mortalité est, dans l'Hôtel-Dieu, à peu près moitié moindre aujourd'hui qu'avant la révolution de 89, et encore faut-il savoir qu'à cette époque on recevait à l'Hôtel-Dieu beaucoup d'individus qui venaient pour se reposer et qui n'étaient pas malades; tandis qu'aujourd'hui les malades, examinés préalablement au Bureau central, ne sont admis à cet hôpital que lorsqu'ils sont affectés de maladies bien reconnues et ordinairement graves.

A la Charité, la mortalité de 1796 à 1803 était de

1 sur 6,60; de 1804 à 1814, de 1 sur 7,08. Aujourd'hui elle est de 1 sur 9,12. Des différences sans doute moins grandes, mais cependant très-importantes, sont survenues dans la mortalité des autres établissements nosocomiaux de Paris.

Mais voici des chiffres non moins éloquents : ils résultent de la statistique de Deparcieux, faite en 1746, de celle de Duvillard, faite en 1806, et de recherches plus modernes.

La durée moyenne de la vie, à partir de la naissance, a été estimée comme il suit :

« Au milieu du XVIIIe siècle, à 25 ans 9 mois, d'après Deparcieux (1746).

« Au commencement du XIXe siècle, à 28 ans 9 mois, d'après Duvillard (1802), 28 ans 76,32.

« Vers le milieu du XIXe siècle, à 33 ans, d'après le recensement de 1840; car celui-ci fournit 1 naissance sur 33 individus, un décès sur 39,7. »

Envisagée sous un autre point de vue, et par rapport à la population de Paris :

« De 1678 à 1682, la moyenne annuelle des décès était de 22,216. — Il n'existe aucun relevé qui fournisse des données, même approximatives, de la population avant les dernières années de Louis XIV, *cependant on ne peut l'estimer au plus* qu'à 400 ou 450,000, et en prenant le chiffre le plus élevé possible, c'est-à-dire 450,000, on aurait 1 décès sur 20,25.

« De 1709 à 1713, la moyenne annuelle des décès était de 19,555, sur une population de 475,664, ce qui donne 1 décès sur 24,32 individus.

« De 1800 à 1804, la moyenne annuelle des décès était de 21,776, sur une population de 640,000, ce qui donne 1 décès sur 29,40.

« Je ferai observer qu'il y a eu plusieurs évaluations de la population, de 1798 à 1806, dont les unes excluaient la garnison, les autres la comprenaient : j'en ai pris le chiffre le plus élevé.

« De 1833 à 1836, la moyenne annuelle des décès était de 24,223, sur une population de 899,313, ce qui donne 1 décès sur 37,10. »

Ces chiffres en disent plus que toutes les assertions du monde; il nous paraît inutile de les commenter [1].

Un homme de beaucoup de mérite, qui a consacré sa vie avec le plus grand succès à l'enseigne-

[1] Ce serait néanmoins méconnaître les immenses services que la médecine a rendus à l'humanité, que de nier qu'elle soit parvenue à allonger la vie moyenne des hommes. (A. Quételet, *Sur l'homme et le développement de ses facultés*; 1835.)

ment de la jeunesse, me demandait récemment si nous étions aujourd'hui réellement plus avancés en médecine qu'au temps d'Hippocrate, de Galien. Cette objection était faite sérieusement; sans cela, je me croirais dispensé d'y répondre. Voilà donc un homme distingué, un homme qui a dû réfléchir avant d'émettre une pareille opinion, qui doute que depuis deux mille ans les sciences médicales aient fait le moindre progrès. Oh! il faut supposer ces pauvres médecins bien stupides pour croire que lorsque tout avance, tout progresse autour d'eux, eux seuls restent immobiles. Quoi! vous avouerez que la physique a fait des pas immenses, que la chimie a vu le jour dans notre siècle, que la géologie a été enfantée par Cuvier, la minéralogie par Haüy, la botanique par les Jussieu, les Richard, les de Candolle, etc.; que l'anatomie, inconnue de l'antiquité, ne laisse plus aujourd'hui qu'à glaner à ceux qui la cultivent, etc.; et vous ne voulez pas que la science, qui n'est que l'application de toutes celles-là, n'en ait pas ressenti l'influence, que les médecins soient restés comme des bornes au milieu de tout ce mouvement? Mais avez-vous réellement bien pensé à ce que vous avez dit?

Vous croyez que l'art d'observer n'a pas fait de progrès, que rien ne peut égaler sur ce point le génie d'Hippocrate. Personne plus que nous n'admire ce grand homme : mais enfin, il ne faisait pas d'ouverture de corps, et son anatomie comparée était bien restreinte ; il ne possédait pas la percussion ni l'auscultation, bien qu'on en trouve quelques germes dans ses écrits. Avec son immense talent, privé de ces moyens d'investigation, il lui était bien impossible de parvenir à un diagnostic irréprochable. Mais peut-être dira-t-on que la connaissance de la maladie n'est pas nécessaire pour bien traiter un malade; car que n'a-t-on pas dit en médecine? Mais alors, si cette connaissance n'est pas nécessaire pour la thérapeutique, quoique nous soyons, à vous entendre, inférieurs aux anciens sur ce point, nous pouvons donc traiter les malades aussi bien qu'eux. Mais ceci n'est qu'un pitoyable paradoxe. Sans doute (et nous le prouverons plus tard), la connaissance de la maladie forme la base la plus solide de tout traitement, et nous avons bien plus de moyens pour y parvenir, et nous y parvenons plus sûrement, en effet, que les grands médecins de l'antiquité.

Pour répondre catégoriquement au reproche d'immobilité qu'on adresse à la médecine, il faudrait établir un parallèle entre la médecine d'Hippocrate et celle d'aujourd'hui, c'est-à-dire faire un gros livre, et ce n'est pas ici le lieu; bornons-nous donc à quelques réflexions générales. Si l'on veut dire que la *connaissance* des maladies n'est pas plus parfaite que du temps d'Hippocrate, nous nous contenterons de répondre que la connaissance des maladies du cerveau, leur distinction, leur diagnostic, datent d'hier; que celle des maladies de la poitrine, du cœur, n'est guère plus vieille; que la fièvre typhoïde, entrevue par les anciens, n'est bien connue que depuis quelques années; qu'enfin toutes les maladies, de toutes les cavités, de tous les viscères, ont été mieux étudiées, plus approfondies que l'on n'avait fait jusqu'à ce jour. Il est impossible d'être démenti sur ces points.

Veut-on dire que le *traitement* des maladies n'est pas plus avancé que du temps d'Hippocrate et de Galien? Mais il suffira d'un petit nombre d'exemples pour fermer la bouche aux critiques qui osent avancer une pareille assertion. Et d'abord, si la connaissance des maladies est nécessaire pour leur opposer un traitement rationnel, si nous sommes plus avancés sur ce point que les anciens, n'est-ce pas une conséquence rigoureuse d'admettre que nous le sommes plus aussi dans l'application des remèdes? Ainsi, nous connaissons mieux les maladies; donc nous les traitons mieux. Nous ne pouvons pas entrer dans le détail des exemples particuliers; on en verra quelques-uns plus tard. Pour ce qui est des remèdes eux-mêmes, des agents thérapeutiques dont l'efficacité est bien déterminée, bien reconnue, n'en avons-nous découvert aucun depuis Hippocrate ? Le sulfate de quinine, le mercure, l'iodure de potassium, la vaccine, l'antimoine, et tant d'autres moins infaillibles, éminemment utiles cependant, étaient-ils connus d'Hippocrate et de Galien? On objectera peut-être que les anciens n'avaient ni la syphilis, ni la variole, et qu'ils ne pouvaient par conséquent connaître ni le mercure, ni la vaccine. Sans doute; mais l'on avouera que si nous avons acquis la maladie, nous avons aussi conquis le remède.

Mais passons à des objections plus sérieuses que les précédentes; abordons enfin les véritables difficultés qu'on peut nous opposer, et voyons si l'on peut les combattre et les vaincre.

Les obstacles sans nombre qui s'opposent à la connaissance précise des maladies, des désordres organiques qu'elles occasionnent, des éléments multipliés qui les constituent, offrent au médecin de grandes difficultés. Sans doute, une maladie est un problème très-compliqué ; elle se compose d'une multitude d'éléments divers. Les altérations organiques cachées dans les profondeurs de nos cavités se dérobent à l'application immédiate de nos sens; leur nature intime nous est inconnue; leurs causes prédisposantes ou occasionnelles nous échappent souvent. Nous le voulons bien. Mais que prouve tout cela, sinon que la médecine n'est pas un art facile, et qu'il y a quelque gloire à l'exercer avec succès? Si les maladies étaient faciles à connaître, à apprécier, si le traitement était toujours bien déterminé, s'il n'existait pas une multitude de circonstances capables d'imprimer à ce traitement des modifications importantes, il suffirait, en effet, ainsi que nous l'avons dit, d'un dictionnaire pour bien connaître et bien pratiquer la médecine; il n'y aurait aucun mérite à cela. Mais certes, il n'en est pas ainsi. La médecine est un art de sagacité, d'intelligence et d'à-propos; quoique ce ne soit point un art divinatoire, quoiqu'il ait ses règles, ses lois, la capacité de celui qui l'exerce imprime une différence immense entre tel médecin et tel autre : instruits au même degré, l'un peut être un bienfaiteur de l'humanité, et l'autre un empoisonneur. L'avantage, dans l'exercice de cette noble profession, n'est pas toujours du côté de celui qui sait le plus, mais du côté de celui qui *agit le mieux sa leçon*, comme dit Montaigne.

Mais il n'est pas aussi difficile qu'on pourrait le croire d'arriver à la connaissance exacte des maladies. De nos jours, les méthodes d'interrogation et d'examen sont parvenues à un tel degré de perfection, qu'on peut en quelque sorte lire à travers les parois opaques qui protégent nos organes. A des signes presque certains, on peut dire pendant la vie : Il existe dans tel viscère une lésion de telle nature, de telle étendue ; et lorsque, dans les cours de clinique, le malade succombe, l'ouverture du corps montre à la foule étonnée l'exactitude du jugement porté pendant la vie [1].

C'est là, on en conviendra sans doute, l'élément le plus positif de la connaissance d'une maladie. Les autres éléments, quoique apportant des modifications majeures dans l'état morbide, tels que l'âge, le sexe, le tempérament, la saison, la température, le climat, l'habitation, la profession, la manière de vivre, enfin les τὰ ἔξωθεν d'Hippocrate, on conviendra, bien mieux encore, qu'il est plus facile de les apprécier à leur juste valeur. Ainsi, connaître une maladie constitue sans doute une grande difficulté, mais non une impossibilité.

[1] Si c'était ici le lieu, nous exposerions les merveilles du diagnostic qu'on opère aujourd'hui à l'aide des perfectionnements introduits dans les moyens et les méthodes d'exploration et d'interregation ; nous ferions voir l'auscultation traduisant avec certitude les plus légers désordres des organes de la respiration ; la percussion ajoutant à ces données son positivisme ; l'observation plus précise des modifications des phénomènes de l'innervation, faisant toucher au doigt et à l'œil la plupart des maladies des centres nerveux, l'application de moyens nouveaux au larynx, à l'œil ; éclairant les lésions de ces organes, etc.

On pense bien que nous tenons compte des cas exceptionnels, obscurs, que l'on rencontre quelquefois et qui se dérobent à toute science, à toute sagacité; mais ces cas sont heureusement fort rares, et leur nombre diminue de jour en jour, au fur et à mesure que l'art va se perfectionnant.

Les personnes étrangères à la médecine ajoutent une grande importance à la connaissance des *causes* des maladies : elles ne manquent pas de dire que l'ignorance des causes entraîne nécessairement l'impuissance de l'art. Que voulez-vous faire, en effet, contre une maladie dont vous ignorez les causes? comment pouvez-vous raisonnablement espérer de la traiter avec avantage, si vous ignorez cet élément capital, ses causes prédisposantes, occasionnelles, prochaines, sa cause première surtout, qui constitue son essence? Vous ignorez quel est l'ennemi que vous avez à combattre, et vous avez la prétention de le vaincre? Vaine présomption!

Et d'abord, nous ne savons le tout de rien, a dit encore Montaigne, avec sa raison supérieure. Dans aucune science, on ne connaît la cause première des choses, ce qui n'empêche pas qu'on n'en tire des résultats pratiques de la plus grande utilité.

Prenons quelques exemples. L'essence du calorique est inconnue; on ne connaît ce principe que par les effets qu'il produit : dilatation et rétraction des corps, chaleur, avec ou sans lumière, etc. Voilà ce qui nous démontre qu'il existe un principe qui peut être tantôt libre, tantôt latent, tantôt combiné, etc. C'est à ce principe, connu seulement par ses effets, qu'on a donné le nom de calorique; principe dont l'existence nous est ainsi bien démontrée, mais dont l'essence échappe à notre intelligence. Cette ignorance n'a pas empêché d'employer cet agent à tous les usages de la vie, et dernièrement encore de mettre en œuvre sa force expansive pour franchir les espaces avec une rapidité inconnue de nos aïeux. C'est par la force expansive du calorique qu'en douze jours des vaisseaux dévorent la distance qui sépare les deux continents, et que sur des voies de fer, de lourdes et volumineuses machines glissent comme le vent, et transporteront bientôt des milliers de voyageurs d'un bout de l'Europe à l'autre, en moins de temps que nous n'en mettons aujourd'hui pour aller de Paris à Lyon.

Je ne veux pas énumérer tous les services que l'homme tire du calorique (on entrevoit de quelle longueur pourrait être ce chapitre), et pourtant j'en ignore la cause prochaine! Il faut en dire autant de la lumière, dont l'essence est ravie à notre intelligence ; autant de l'attraction, dont les effets si déterminés, si rigoureux, peuvent être soumis au calcul, mais dont la cause prochaine est impénétrable au génie humain ; autant de l'électricité, qui se traduit et nous révèle son existence par des étincelles, des attractions et des répulsions, etc., mais dont la nature intime se dérobe à notre débile compréhension. Eh bien! l'ignorance de la nature intime de cet agent tout-puissant (pour ne parler que de ce dernier) a-t-elle empêché Franklin de ravir la foudre au ciel, et dans ces derniers temps, de soustraire aux maladies, à la mort, une multitude d'ouvriers auxquels la dorure des métaux par le mercure les exposait incessamment? a-t-elle empêché qu'on employât l'électricité à transmettre la pensée, avec la rapidité qui l'enfante, à des distances déjà bien grandes et qui réellement peuvent n'avoir pas de bornes? Si donc on peut tirer de si grands avantages d'agents dont on ignore la cause première, on entrevoit déjà de quelle utilité peut être une science qui ignore la cause première des sujets qui forment son domaine.

Les causes en médecine ne sont ni plus ni moins ignorées que dans les sciences les plus positives, et pas plus qu'elles, elle n'en éprouve de dommage. Nous venons de voir que l'ignorance où sont les physiciens des causes premières ne leur avait par interdit de faire les plus belles applications de leur science aux arts utiles; de même l'ignorance où sont les médecins des causes prochaines des maladies ne les empêche pas de tirer les malades du tombeau.

Comme les physiciens, et aussi positivement qu'eux, nous pouvons remonter à l'existence d'une cause première des maladies; nous possédons des caractères aussi sûrs, aussi incontestables que les leurs, qui nous démontrent l'existence de causes premières. Mais de même que les phénomènes physiques sont impuissants à déceler la nature intime de leurs causes, de même les caractères dont nous parlons sont incapables de révéler l'essence de celles qui engendrent les maladies. Certes, l'éruption variolique atteste l'existence d'une cause spécifique tout aussi clairement que les étincelles, les attractions et les répulsions attestent l'existence d'une puissance spéciale : qui oserait nier que cette éruption, toujours la même, et que le médecin peut même à son gré transmettre d'un individu à un autre convenablement disposé, ne reconnaisse une cause toujours identique? Eh bien! cette cause spécifique est démontrée d'une manière tout aussi incontestable pour toutes les éruptions cutanées; car la cause de la variole n'est pas celle de la scarlatine, la cause de celle-ci n'est pas celle de la rougeole, de la gale, du zona, de l'érysipèle, etc., etc. La forme de l'éruption, si différente dans chacune d'elles, trahit nécessairement une cause différente, mais elle n'en fait pas conaître l'essence; elle se borne à en attester la nécessité exactement et de la même manière, ni plus ni moins, que les effets physiques décèlent une cause qui les produit, sans en découvrir la nature intime. Si nous voulions passer en revue les autres maladies, nous verrions que les altérations organiques qu'elles laissent après elles forcent à reconnaître qu'il existe une cause spéciale qui les produit. Nous verrions l'évolution des glandes de Peyer démontrer la nécessité d'une cause typhoïde, etc.; les tubercules, les cancers, témoigner de l'existence d'une cause particulière, sans en révéler l'essence. Les physiciens sont donc bien mal venus de nous reprocher notre ignorance des causes prochaines, puisqu'en définitive, nous sommes aussi avancés qu'eux sur ce point. Et que peuvent exiger de plus les gens du monde? Quoi! la médecine est aussi avancée que les sciences les plus exactes, et vous demandez plus encore? Vous demandez l'impossible!

Mais, voyons, la connaissance que vous exigez

est-elle nécessaire au succès du traitement des maladies ?

Vous avez une fièvre intermittente pernicieuse ; le second ou le troisième accès vous tue infailliblement. Le médecin ignore la cause, la nature intime de la maladie : il vous administre quelques centigrammes de sulfate de quinine, et vous guérissez, et vous guérissez à l'instant ! Que voulez-vous de mieux ? que ferait de mieux le médecin s'il connaissait l'essence de la fièvre pernicieuse ?

Une pneumonie ou toute autre inflammation simple est produite : qu'importe au médecin que ce soit telle ou telle cause qui l'ait occasionnée ? que pourrait-il contre cette cause, la maladie une fois engendrée ? quelle prise aurait-il contre le froid, le chaud, les impressions morales vives ? que font ces causes à la thérapeutique ? La maladie existe, il la traite, il la guérit : que veut-on de plus ? Ainsi, l'on arrive à une thérapeutique efficace, puissante, sans la connaissance des causes.

Sans doute, cette connaissance serait satisfaisante pour l'esprit :

Felix qui potuit rerum cognoscere causas !

mais il faut savoir ignorer ce qu'il ne nous est pas donné d'apprendre, et puisque cette ignorance est la même dans toutes les sciences, ce qui ne les empêche pas d'être éminemment utiles, puisqu'elle n'empêche pas le médecin de guérir, à quoi bon en faire une objection spéciale contre l'utilité de la médecine?

Est-ce à dire pour cela que la connaissance des causes soit complétement inutile à la médecine? Certes, on ne saurait nous prêter un aussi absurde paradoxe. Nous avons voulu seulement prouver que la médecine pouvait être très-utile, rendre d'immenses services, ravir à la mort bien des victimes, quoiqu'elle ignorât les causes premières des maladies. Nous avons voulu prouver encore que, sous ce rapport, elle n'avait rien à envier aux sciences les plus exactes, et nous pensons avoir atteint notre but.

Maintenant, nous accorderons volontiers que la connaissance des causes est précieuse, en hygiène, pour prévenir les maladies et entretenir la santé. Ce n'est pas nous, qui avons consacré nos veilles à l'étude des influences des agents extérieurs et intérieurs sur l'organisme, qui nierons l'utilité de cette connaissance[1]; mais de ces causes, de ces influences, nous en connaissons un grand nombre

[1] *Cours élémentaire d'hygiène*, par L. Rostan; 2e édition, 2 vol. in-8°.

déjà, et tous les jours nous apprenons à les apprécier d'une manière plus rigoureuse encore, grâce aux progrès incessants des sciences physiques. Les causes morales qui produisent tant de ravages dans l'organisme peuvent être appréciées dans l'immense majorité des cas, et cela malgré la volonté du malade, et leur soustraction peut rendre la vie à un malheureux. Les faits célèbres que nous avons cités le prouvent suffisamment. Mais jusqu'ici, il faut l'avouer, nous n'avons pu pénétrer les mystères des causes premières ; heureusement, comme nous venons de le dire, que l'on peut se passer de cette connaissance dans le traitement des maladies !

Les gens du monde ont tous plus ou moins la prétention de ne ressembler à personne. Entendez-les vous parler de leurs maux : on n'a jamais vu rien de pareil, jamais personne n'a eu ce qu'ils ont ; leurs maladies ont une physionomie qui n'est qu'à eux. Entendez-les parler de leur constitution : ils ont un *tempérament* particulier, il faut connaître leur *tempérament ;* rien n'est plus difficile, disent-ils, que la connaissance de ce *tempérament ;* il n'y a qu'un médecin qui le connaisse, etc. Voyons ce qu'il y a de fondé dans ces assertions, et jusqu'à quel point elles sont acceptables, comme établissant des difficultés insurmontables dans l'exercice de notre art.

Et d'abord, cette disposition d'esprit qui les porte à croire qu'ils n'ont que des maladies particulières, extraordinaires, qui ne sont qu'à eux, est entretenue, fortifiée par l'ignorance où ils sont qu'il en existe de semblables ; parce que, dans leur étroite sphère, ils n'ont pas entendu parler de maladies pareilles, ils s'imaginent qu'il n'en existe pas. Nous avons tous, dans nos études, éprouvé un sentiment analogue. Nous avons généralement une telle confiance en nous, que ce que nous ne savons pas, nous croyons que tout le monde l'ignore, ou plutôt nous croyons que la chose que nous ignorons n'existe pas. Entendez ce praticien obscur vous rendre compte d'une maladie, il ne vous dira pas : Je n'ai rien trouvé dans tel organe, etc.; il vous dira : *Il n'y a rien* dans tel organe. Pour le traitement, il vous dira : *J'ai employé tous les moyens possibles, tous les moyens connus*. Et chacun en est là. N'ayez peur que l'on vous dise : Je n'ai rien pu découvrir chez ce malade, je ne sais ce qu'il y a ; mes sens sont impuissants à reconnaître cette maladie, je n'ai point assez d'habileté pour cela ; j'ai donné tous les remèdes que je connaissais, vous devez en connaître d'autres ; vous pouvez sans doute prescrire un autre traitement. Qui ne se souvient des variétés anatomiques qu'il a trouvées dans ses premières dissections, variétés qui n'étaient en résultat que le fruit de son ignorance? Eh bien! les malades ont tous plus ou moins la prétention d'avoir entendu parler de la plupart des maladies, de les avoir entendu décrire; et comme, en effet, ils ne peuvent en connaître qu'un très-petit nombre, et encore fort imparfaitement, est-il étonnant qu'ils croient avoir des maladies qui n'ont jamais existé? Cette raison, jointe à cette disposition si naturelle dont nous parlions tout à l'heure, de se croire en tout des exceptions, explique surabondamment la crainte chimérique où ils sont que leur maladie soit inconnue du médecin dont ils réclament les conseils.

Quant à ce qu'ils appellent leur tempérament, qu'entendent-ils par cette expression? Des dispositions individuelles qui les rendent, en effet, susceptibles d'impressions exceptionnelles; c'est ce que l'on nomme en médecine *idiosyncrasies*. Ainsi les uns répugnent à telle substance alimentaire, les autres à tel médicament; ces substances produisent sur eux des évanouissements, des tremblements, des convulsions, des horripilations, des nausées, des vomissements, même des éruptions à la peau, des érysipèles, des urticaires, et enfin c'est tout le chapitre si connu des sympathies et des antipathies.

Les gens du monde s'imaginent que ce sont là d'immenses, d'insurmontables difficultés ; que jamais le médecin ne peut parvenir à connaître ces individualités ; que, fussent-elles connues, elle échappent à toute espèce de modificateurs et apportent dans le traitement des maladies des entraves invincibles. Hélas ! ils ne savent pas qu'un élève de deuxième année connaît déjà toutes ces exceptions ; qu'il ne faut pas dix minutes d'examen à un médecin médiocrement intelligent pour être informé de toutes ces prétendues difficultés, les connaître à fond et les surmonter sans peine. Ils ne savent pas (et comment le sauraient-ils ?) que ce sont les éléments les plus simples de l'art de guérir. Mais comment ne songent-ils pas que, puisque eux, qui n'ont jamais étudié la médecine, s'aperçoivent de ces difficultés, elles doivent à plus forte raison avoir frappé les personnes qui ont consacré leur existence à l'étude de cette science, et que depuis le temps qu'on s'en occupe, elles peuvent et doivent être parfaitement appréciées ?

Mais les malades eux-mêmes n'ont rien de plus pressé que de vous informer de ces singularités ; c'est pour ainsi dire la première chose dont ils instruisent le médecin qu'ils appellent. Avez-vous une douleur à calmer, ordonnez-vous l'opium : « Ah ! ne me donnez pas d'opium, je ne puis pas le supporter ; il m'agite, il m'empêche de dormir, il trouble tout mon être, il m'occasionne des vomissements, enfin il ne m'a jamais réussi. » Ordonnez-vous un bain : « Ah ! Monsieur, je ne puis pas les supporter ; ils me fatiguent horriblement, ils me donnent des attaques de nerfs ! » etc., etc.

Et ne croyez pas d'ailleurs que ces idiosyncrasies soient fréquentes : l'espèce humaine est créée sur un type dont elle s'éloigne peu, et les anomalies sont les exceptions ; et vous le voyez, rien n'est plus aisé que de les connaître.

L'ignorance où nous sommes sur la manière dont les médicaments exercent leurs actions sur l'organisme n'est pas un argument qui paraisse moins puissant à nos antagonistes. Comment oser administrer un remède dont on ne connaît pas le mode d'action ? Qu'y a-t-il de plus conjectural que l'administration d'un agent dont la manière d'agir est inconnue ? N'est-ce pas se conduire au hasard ? N'est-ce pas faire comme l'aveugle, auquel on a si souvent comparé le médecin, qui, armé d'un bâton, frappe tantôt sur le malade, tantôt sur la maladie ? Mais est-il bien vrai qu'il soit nécessaire de connaître la manière dont un remède agit pour le diriger avec utilité contre un état morbide ? J'aimerais autant que l'on me dît qu'il est nécessaire de savoir la manière dont les aliments agissent sur l'organisme, pour oser alimenter quelqu'un malade ou sain. Ne suffit-il pas que l'expérience ait appris que les substances alimentaires réparent les pertes subies par l'économie animale, restituent les molécules dissipées par l'action des organes, rétablissent les forces épuisées, pour donner des aliments afin de réparer toutes ces pertes ? De tout temps, on s'est contenté des données fournies par l'expérience pour cela. A-t-on attendu de connaître le mode d'action des aliments, pour se nourrir? Une observation répétée a appris que telle espèce d'aliment produit tel résultat, de préférence à tout autre ; que certaines substances réparent promptement, sans exciter les individus qui en font usage ; que d'autres excitent, et nourrissent peu; que d'autres nourrissent peu, et relâchent les tissus, etc. L'expérience de tous les jours a suffi pour faire établir ces vérités. A-t-on besoin de savoir la manière dont ces substances produisent ces effets, pour les employer à propos ? Ne suffit-il pas des enseignements de l'observation directe, et n'agit-on pas avec une suffisante connaissance de cause, dirigé par un guide aussi sûr? Certes, il serait plus curieux, la science serait plus satisfaite, si le mode d'action de ces substances nous était révélé ; mais il est évident que l'art n'y gagnerait rien. Eh bien ! ce raisonnement s'applique avec rigueur aux médicaments. L'expérience constate leur action, mais la manière dont ils produisent cette action nous est complétement dérobée, et cependant nous les appliquons tous les jours avec le plus grand succès. Connaissons-nous la manière d'agir du quinquina? Certes non, et quel médicament produit journellement plus de merveilles? Savons-nous comment agit le mercure, la vaccine? Peut-on nier leurs bienfaits? Les narcotiques, sommes-nous aujourd'hui plus avancés sur leur mode d'action que du temps de Molière? Savons-nous autre chose que le *virtus dormitiva?* Enfin, savons-nous rien du mode d'action de toutes les puissances thérapeutiques? L'expérience suivie d'âge en âge a appris que, dans certaines circonstances données, des substances médicamenteuses produisaient tels effets constants. Cette connaissance a suffi, et suffit encore aux médecins, pour administrer ces agents dans de semblables circonstances, et en retirer les effets les plus heureux. Que faut-il de plus au médecin? que peuvent de plus demander les malades? Si l'on connaissait la manière d'agir du sulfate de quinine, guérirait-on mieux les fièvres intermittentes? Préviendrait-on plus sûrement la variole, si l'on connaissait le mode intime d'action du virus vaccin, et ainsi de suite? Certes, l'intelligence éprouverait une satisfaction bien vive si l'on venait à découvrir le mystère de l'action intime des médicaments ; la théorie ferait un pas immense, mais l'art ne serait pas plus parfait : donc, l'ignorance où nous sommes des actions premières des remèdes ne justifie en aucune manière l'incrédulité des détracteurs de la médecine, et ne les autorise nullement à rejeter son pouvoir.

Loin de nous cependant l'idée de n'admettre en médecine qu'un empirisme pur, qu'un empirisme borné. Personne plus que nous n'ajoute d'importance aux raisonnements rigoureusement déduits des faits, et aux lumières qu'ils peuvent jeter sur la science ; personne plus que nous ne désire qu'un jour les causes premières, la nature intime des maladies, le mode d'action de tous les agents, nous soient révélés. La science touchera alors à sa perfection ; mais nous avons voulu prouver que ces connaissances purement scientifiques, purement théoriques, n'exerçaient aucune influence sur l'application, sur l'art en un mot, et sur l'utilité dont il est tous les jours, et nous pensons avoir mis cette proposition hors de doute.

Mais ce n'est pas seulement de l'ignorance où nous sommes sur le mode d'action des médicaments que nos adversaires tirent un argument qui leur paraît péremptoire, c'est encore sur l'incertitude des effets que les agents thérapeutiques déterminent dans l'organisme qu'ils appuient leurs raisonnements. « Les mêmes maladies traitées par des remèdes différents, quelquefois même par des remèdes opposés, guérissent également. Le même remède produit des effets différents, ou même opposés, suivant des circonstances qu'on ne peut ni prévoir ni calculer : de là les prétentions des médecins de guérir leurs malades autrement et mieux que leurs confrères; de là une grande incertitude dans la thérapeutique des maladies, et par conséquent un doute légitime sur la valeur de la médecine : car si les maladies guérissent par des moyens différents ou même opposés, qu'importe le traitement qu'on mette en usage? »

Nous exposons cette objection dans toute sa force; et, de fait, si elle était réelle, c'en serait fait de la puissance de la médecine. Mais il s'en faut de beaucoup que les choses se passent réellement ainsi; et quoiqu'on soit forcé d'avouer que la nature guérit quelquefois *malgré* le traitement, il est bien certain que ce traitement peut, dans certains cas, tuer le malade, aggraver ou prolonger la maladie, et, dans quelques autres, la diminuer, l'abréger, la guérir. Vous nous direz que ce ne sont là que des assertions gratuites; mais si vous récusez les faits qui les prouvent, vous ne résisterez pas, sans doute, aux raisonnements qui les démontrent. En effet, pour admettre que les malades guérissent par des moyens opposés, il faut admettre que *rien ne nuit*, que *rien n'est utile;* que rien ne fait du mal, que rien ne fait du bien; que tout est indifférent. Il faut admettre que rien ne peut aggraver une maladie, que rien ne peut la diminuer, et conséquemment, que tout est également bon, également muuvais; que tout peut également l'aggraver ou la diminuer; que rien ne tue, rien ne guérit, ce qui est absurde. Il faut admettre, par exemple, que dans une inflammation des poumons, il est indifférent de donner de l'eau-de-vie ou de l'infusion de mauve.

Mais vous admettez facilement qu'un mauvais traitement aggrave une maladie; tous les jours, vous dites que les médecins tuent leurs malades : vous pensez donc qu'un traitement opposé les soulagerait, les guérirait?

Mais d'où vient donc cette apparence dans l'identité d'action de médicaments opposés dans les mêmes maladies? Cette anomalie est, en effet, plus apparente que réelle. Et d'abord, la nature est bonne; elle résiste très-souvent aux erreurs des médecins; elle guérit le malade en dépit d'un mauvais traitement, ce qui ne veut pas dire qu'il n'eût mieux guéri par un meilleur; ce qui ne veut pas dire que les erreurs des médecins soient indifférentes. En second lieu, la maladie qui guérit par des moyens opposés peut cependant n'être pas la même, ou n'être telle que pour des yeux mal exercés. La pneumonie que l'on guérit par le quinquina n'est pas celle que l'on guérit par les saignées. Il existe toujours des différences dans la nature, la période de la maladie, l'âge, la constitution des malades, les traitements antérieurs, etc., qui peuvent expliquer ces contradictions apparentes. En troisième lieu, des moyens qui peuvent vous sembler opposés peuvent avoir une manière d'agir analogue ; enfin, l'interprétation des faits peut être seule en défaut.

Au reste, nous pensons qu'une même maladie ne guérit pas par un seul moyen de traitement, mais qu'elle peut guérir par différentes méthodes. Ainsi, la chirurgie rend la vision, dans la cataracte, par l'abaissement ou l'extraction du cristallin ; elle arrête une hémorrhagie par la ligature ou la torsion des artères ; elle enlève un calcul vésical par l'extraction ou la lithotripsie ; mais il existe toujours un traitement qui est le meilleur, et le plus habile médecin est celui qui sait l'employer.

L'objection la plus puissante que les détracteurs de la médecine adressent à cet art, celle qui semble leur donner gain de cause, les faire triompher en un mot, est, sans contredit, celle qu'ils tirent des interminables discussions, disputes, contradictions, qui règnent parmi les médecins. Ce reproche a été spirituellement formulé par ces mots : *Hippocrate dit oui, et Galien dit non.* Vous vous disputez, donc vous n'êtes sûrs de rien; donc votre science est vaine, elle n'existe pas. Eh bien! voyons donc quelle valeur réelle cette objection peut avoir; voyons si elle détruit la certitude et l'utilité de la médecine. Nous avons un moyen bien simple pour cela; passons en revue quelques-unes des sciences les plus certaines, les plus généralement reconnues pour vraies, pour positives; examinons les beaux-arts. Voyons si parmi les gens qui les cultivent avec éclat, il n'existe ni discussions, ni contradictions, ni disputes; et s'il en existe, voyons si ces discussions, disputes et contradictions empêchent ces sciences et ces beaux-arts d'être, et si elles les empêchent surtout de répandre leurs bienfaits sur le monde.

Prenons la chimie, science créée sous nos yeux, et sans doute pour longtemps inachevée. Examinons la physique, science plus positive peut-être, puisqu'elle appuie ses théories sur les mathématiques. Voyons ce qui se passe dans les beaux-arts : et si, dans ces sciences et ces arts, nous voyons les savants et les artistes qui les cultivent incessamment aux prises entre eux, sur tous les points, sur toutes choses; et si, malgré ces discussions, nous ne pouvons nous empêcher de reconnaître l'existence de ces sciences, de ces arts, et leur utilité, de quel droit exigerait-on que la médecine seule fût exempte de ces mêmes divisions? Et pourquoi voudrait-on que ces contradictions, qui ne portent nulle atteinte à l'existence des autres sciences, détruisissent celle de la médecine, et lui ravissent toute espèce d'utilité?

Nous ferions un volumineux ouvrage si nous voulions seulement énumérer les principaux sujets de dissidence qui se rencontrent en physique; à chaque pas, nous sommes arrêtés par la divergence des opinions. Sans doute, les physiciens de l'antiquité durent avoir de nombreuses discussions. Aristote discuta avec les physiciens de son temps, Archimède ne dut pas établir ses découvertes sans contestations. Mais passons aux temps modernes. Galilée obligé de fuir de Pise, sa patrie, pour la hardiesse de ses opinions en physique; traîné, à soixante et dix ans, devant le tribunal de l'inquisition, pour avoir osé dire que la terre tournait autour du soleil; obligé d'abjurer à genoux ce qu'on appelait *ses erreurs;* emprisonné pour avoir éclairé le monde, et répétant ce mot d'une désolante conviction : *E pur' si muove!*

Torricelli et Roberval se disputant sur les propriétés de la cycloïde;

Isaac Newton persécuté et réduit au silence, pendant plusieurs années, par les critiques acharnées de Hooke; ses dernières années empoisonnées par ses vives discussions avec Leibnitz; et, pour franchir un long espace, voyez sa théorie de l'émission de la lumière battue en brèche par le système des vibrations de Fresnel.

Puisque nous en sommes sur la lumière, examinons un seul point : *l'œil s'accommode aux distances.* Kepler suppose que l'œil s'allonge suivant son axe, à mesure que l'objet approche.

Le docteur Surin pense que la cornée seule change de forme et de courbure; Moulin, Home, Ramsden, etc., se rangent de son avis.

Descartes, Pemberton, Albinus, Hunter et Olbers cherchent à prouver que le cristallin est formé de fibres musculaires, et qu'il peut changer de courbure par ses contractions; le docteur Young adopte cette opinion; Poterfield soutient que le cristallin peut éprouver un mouvement de translation d'avant en arrière, et *vice versa;*

Lahire et Leroy, que la mobilité de la pupille suffit seule pour expliquer le phénomène;

M. Pouillet pense que toutes ces explications n'expliquent rien, et que les différences de densité des couches du cristallin, jointe à la contractilité de la pupille, peuvent rendre compte de la vision à distance.

Enfin, entrons dans le palais de l'Institut de France, et assistons à quelques-unes de ses séances. Voyez la paix de ce sanctuaire des sciences incessamment troublée et compromise. Entendez M. Libri disputant contre l'illustre Arago ; celui-ci, contre M. de Pontécoulant ; le savant M. Biot, contre tous ses collègues, etc. Eh bien ! dites-nous, toutes ces discussions empêchent-elles la physique d'exister, et d'être peut-être la science qui honore le plus l'esprit humain ? Empêchent-elles surtout de rendre à l'humanité les plus nombreux, les plus signalés services ? Ont-elles empêché de donner à la société la balance, les puits artésiens, les jets d'eau, les chemins atmosphériques, la machine pneumatique, les aérostats, les baromètres, les thermomètres, les machines à vapeur, les bâtiments à vapeur, les chemins de fer, la boussole, l'électroplastie, le télégraphe électrique, le paratonnerre, les horloges, les microscopes, les télescopes, les lunettes d'approche, les besicles, les miroirs, le daguerréotype, la fantasmagorie, la lanterne magique, les phares, etc., etc. ?

Le domaine de la chimie est-il du moins plus paisible ? Hélas ! nous sommes encore tout ému des débats déplorables qui viennent de se passer sous nos yeux au sujet de l'arsenic; nous admirons encore avec quel immense talent notre illustre ami M. le professeur Orfila a combattu dans cette arène. Ne citons que cet exemple entre mille, car le champ de cette science est tout aussi fertile en discussions que celui de la physique. MM. Dumas, Liebig, Berzélius, Pelouze, Péligot, Laurent et tant d'autres y soutiennent des luttes à chaque instant renaissantes; il n'est pas un point de la science qui n'ait retenti de leurs différends. En tirerez-vous la conclusion que la chimie est une science vaine, qu'elle n'existe pas? Mais elle vous accable de ses bienfaits, si nombreux qu'il nous est même interdit de les énumérer.

La justice est-elle un vain nom? existe-t-elle, n'existe-t-elle pas? Voyez les jugements opposés des divers tribunaux dans une même cause; voyez, dans toutes les causes sans exception, un avocat plaidant pour oui, et un autre plaidant pour non. Citez un article des codes qui ne soit sujet à contestation, dont l'application n'ait donné lieu à quelque procès ; cependant, s'est-on jamais avisé de dire qu'il n'y avait pas de justice, qu'il n'y avait pas de loi? Dans quelle autre institution humaine y a-t-il plus de contradictions, puisqu'elles en sont la base et l'essence? Et pourtant les cours, les tribunaux ne sont pas fermés encore.

Ne disons rien de la philosophie, de la métaphysique, de la politique surtout, de la religion ; il est des sujets auxquels il est dangereux de toucher.

Mais jetez les yeux sur la littérature, sur les arts, sur la peinture, sur la musique, etc. Vous rappelez-vous les combats acharnés que se livraient naguère encore, dans les feuilletons, dans des brochures, dans des ouvrages de prose et de vers, aux théâtres, dans les foyers, au parterre surtout (champ de bataille quelquefois ensanglanté), les classiques et les romantiques? avez-vous retenu les aménités que se renvoyaient ces courtois athlètes? Eh bien! cela fait-il qu'il n'existe pas de poésie? pensez-vous seulement en tirer cette conséquence qu'il n'existe pas de poëtes? Cela vous empêche-t-il d'être charmé des vers d'Homère, de Virgile, du Tasse, de Corneille, de Molière, de La Fontaine, de Racine, de Milton, et de tant d'autres? Les poëtes sont en dissidence, ils se battent, ils se déchirent; mais ils produisent des œuvres qui nous ravissent. Seriez-vous assez ingrats pour les nier, pour nier leur art enchanteur, lorsqu'ils nous donnent de si vives jouissances? Et pourtant il n'y a pas un point de cet art qui ne soit le sujet d'une discussion et souvent d'une dispute. Consultez plutôt Mme Dacier, de militante mémoire.

Le champ de la peinture est sans doute plus paisible? Dans le silence de l'atelier, la moindre dissidence ne saurait pénétrer : la nature qui est là sous les yeux, la nature que seule il faut rendre, la nature éminemment vraie, ne saurait permettre le plus léger désaccord? Qu'en dites-vous? Eh bien! voyez de quels dégoûts on abreuve les artistes les plus éminents, qu'on oblige, à force d'outrages, à cacher leurs œuvres aux regards, lorsqu'on ne va pas jusqu'à les empêcher de produire. La savante peinture d'Ingres est conspuée, on dénigre le sage pinceau de Delaroche, on verse le mépris sur le talent poétique de Scheffer, le génie fécond de H. Vernet est ravalé; mais la peinture demeure, et nous admirons les chefs-d'œuvre qu'elle enfante. Raphaël, Michel-Ange, le Titien, Léonard de Vinci, Dominiquin, Guide, Corrége, Albane, Poussin, Lesueur, David, Gros, Girodet, et vous, habiles peintres vivants, que nous importent vos dissensions? vos travaux restent, ils attestent un art divin, et, reconnaissants, nous vous admirons! Ne serait-il pas, en effet, bien venu celui qui arguerait de vos divisions contre l'existence de l'art? ne ferait-il pas là une brillante preuve d'esprit : *les peintres se disputent, donc il n'y a pas de peinture!*

Que serait-ce si nous rappelions ce qui s'est passé et ce qui se passe encore en musique; en musique, dont les idoles sont détrônées régulièrement tous les dix ans ? Rappellerons-nous les disputes, les combats à outrance qui troublèrent la société vers la fin du siècle dernier? les querelles des piccinistes et des glückistes? Qui n'a entendu parler de ces démêlés bruyants qui agitèrent tant nos aïeux? de tant d'autres moins retentissants qui travaillent de nos jours encore le monde musical? Chaque artiste, chaque genre n'a-t-il pas ses admirateurs ardents et ses détracteurs passionnés? Cela prouve-t-il que la musique n'existe pas, et renonce-t-on pour cela aux douces jouissances qu'elle procure?

Qui donc a jamais pensé à tirer de ces contradictions la conséquence que la musique n'existait pas? Les musiciens se disputent, les musiciens ne peuvent pas s'entendre : donc leur art est vain, donc leur art n'existe pas [1].

[1] L'illustre Cabanis a fait, comme chacun sait, un *Traité sur le degré de certitude de la médecine*, où il a déployé tout son admirable talent philosophique et son style noble et abondant. J'ai beaucoup regretté de ne pouvoir faire un plus grand nombre d'emprunts à cet écrit d'un homme supérieur; mais les temps ne sont plus les mêmes, et nous avons dû envisager notre sujet d'une manière différente. Le moment où écrivait ce médecin philosophe lui permettait encore de faire beaucoup de suppositions, d'émettre beaucoup de probabilités. Cette manière serait

Il est donc souverainement injuste de vouloir que la médecine seule, parmi les sciences et les arts, soit exempte de discussions. Il est souverainement absurde de dire que les discussions prouvent l'incertitude et la vanité de l'art, que puisqu'on se dispute, cela prouve qu'il n'y a rien de vrai, rien de sûr en médecine, et que cette science ne saurait être bonne à rien, que même elle n'existe pas[1].

peu goûtée de notre époque positive. Pour prouver l'utilité de la médecine, pour démontrer sa certitude, on ne supporterait pas qu'on se basât sur des conjectures : ainsi cet éloquent écrivain n'hésite pas à développer, dans des pages nombreuses, de longues « considérations sur les premières découvertes de la mé« decine, et sur la marche de l'esprit humain dans les déduc« tions des règles qui en résultent. » Tout ce qu'il a dit à ce sujet peut être très-bon, mais ne peut être que conjectural. Quelles preuves voulez-vous baser sur des conjectures ? Les conséquences qui se déduisent de ces prémisses mal assurées auront toujours un caractère incertain, et ne pourront jamais porter la conviction dans les esprits. Il reste toujours quelque doute de cette manière de procéder. Nous avons préféré aborder tout de suite les objections principales ; les combattre par des faits, par des calculs, par des raisonnements : toutefois, la lecture de l'écrit de Cabanis sera toujours d'un immense intérêt.

[1] On convient sans peine qu'il y a de mauvais médecins, qu'on traite mal les maladies, qu'on tue les malades ou qu'on les laisse mourir ; mais si l'on convient qu'il y a de mauvais médecins, qu'il y a de mauvais traitements, on convient implicitement qu'il peut y avoir de bons médecins et de bons traitements. Il est évident que, s'il y en a de mauvais, ceux qui sont

S'il en était ainsi, si ce raisonnement avait le sens commun, il n'y aurait rien de vrai, rien de sûr, rien de bon dans aucune science, dans aucun art; il n'en existerait aucun, puisqu'on se dispute dans tous : *Et tradidit mundum disputationi eorum.*

On ne dispute pas plus en médecine que dans les autres sciences, ni autrement.

Certes, il y a dans cet art un grand nombre de points encore obscurs, et jusqu'à ce que ces points soient élucidés, on pourra discuter. On discute particulièrement sur la théorie; ce sont surtout les systèmes qui ont été de tous temps sujets à discussion. Il suffit de les énumérer pour manifester leur instabilité. Hérodicus renverse les systèmes établis de son temps; Hippocrate renverse celui d'Hérodicus; Cnide renverse Cos. Les empiriques combattent les méthodiques. Asclépiade attaque ses prédécesseurs et principalement Hippocrate; il crée une médecine corpusculaire. Thémison s'érige en réformateur de la médecine. Viennent les pneumatiques, puis Galien, puis les Arabes, puis les alchi-

opposés doivent être bons; que, s'ils n'existent pas, ils doivent exister : donc il y a un art qu'on peut appeler médecine. Dira-t-on maintenant que cet art est encore à créer? oh! c'est là ce qu'il faut prouver. Pour nous, nous croyons pouvoir démontrer que l'art est déjà fort riche, et qu'il rend à l'humanité d'immenses services.

mistes. Van Helmont établit son *archée;* l'école chimiste se fonde. Les géomètres introduisent leurs procédés dans la science. Les physiciens, les mécaniciens prétendent tout expliquer par leurs lois. Frédéric Hoffmann développe le solidisme avec un génie supérieur. Stahl accorde à l'âme la direction de tous les phénomènes de la vie, et l'animisme règne. Arrive le grand Boerhaave, qui emprunte à toutes les sciences des matériaux pour élever un nouvel édifice médical. L'école de Montpellier reste animiste et vitaliste ; celle de Paris enfante l'anatomisme. Brown ressuscite Thémison ; Pinel, la médecine hippocratique. Broussais fait table rase et imagine l'irritation.

Il faut bien l'avouer encore, on dispute aussi dans la pratique, dans l'application; les méthodes de traitement sont journellement débattues, révoquées en doute. Mais, que veulent dire toutes ces discussions? Elles veulent dire que tout n'est pas définitivement fixé, arrêté en médecine ; qu'il reste des points incertains ; que la pratique et la théorie sont hérissées de difficultés. Mais cela ne veut pas dire qu'il n'y a pas de médecine, qu'elle n'existe pas. Sans doute, dans les maladies, il existe une méthode de traitement qui est la meilleure, qui est la bonne, mais on n'y est pas arrivé de prime saut;

il a fallu des essais, des tâtonnements pour y parvenir. L'art ne se fait pas dans un jour.

Mais ces concessions, que tout médecin honnête et consciencieux doit accorder, une fois faites, il faudra bien avouer que, comme les autres sciences, la médecine verse d'innombrables bienfaits sur l'espèce humaine; que tous les jours elle ravit à la tombe quelques victimes; qu'il n'est pas un individu qui ne lui doive la vie ou celle de quelques personnes qui lui sont chères. Une mère lui doit son enfant; un fils, les auteurs de ses jours; le pauvre, un bienfaiteur; la société, un homme de génie; la patrie, des défenseurs.

La médecine triomphe dans les maladies aiguës, c'est-à-dire celles qui menacent le plus promptement et de la manière la plus infaillible l'existence.

Dans toutes les inflammations, elle est utile; elle guérit des maladies qui tueraient sans elle; dans les fièvres intermittentes, sa puissance éclate au plus haut degré; dans les hémorrhagies, ses secours sont miraculeux; enfin, dans les affections chroniques, elle soulage toujours, lorsqu'elle ne guérit pas.

Sans doute, ce sont là d'assez beaux attributs pour mériter la reconnaissance des hommes.

PREMIÈRE PARTIE

BASES GÉNÉRALES

DE L'ORGANICISME

DE

L'ORGANICISME

NOTIONS SUCCINCTES

SUR

DIVERSES DOCTRINES MÉDICALES

ANIMISME, VITALISME, ETC.

F. Stahl, Bordeu, Barthez, Fréd. Bérard, etc.

Pour faire éclater d'une manière plus évidente la vérité de la doctrine organiciste, nous n'avons rien trouvé de mieux que de faire précéder son exposition de celle des systèmes opposés. Cette manière de procéder a de grands avantages. D'abord, elle fait ressortir tout de suite les différences profondes qui les séparent. L'énoncé d'une erreur fait ressortir la vérité contraire, sans qu'il soit nécessaire d'y joindre aucune réflexion. En second lieu, cette méthode, en faisant connaître les opinions émises dans des temps reculés du nôtre, ôtent jusqu'à l'idée de vouloir attaquer les auteurs modernes qui ont adopté ces opinions, et que nous regretterions vivement de désobliger; nous sommes assez affligé d'avoir à les citer quelquefois pour nous défendre.

Des médecins, dont j'estime le grand talent, ont, dans ces derniers temps, voulu faire revivre les doctrines animistes, vitalistes et spiritualistes, enseignées jadis dans les écoles[1]. Ces auteurs ont reproduit, avec quelques légères modifications dans les raisonnements et l'interprétation des faits, les arguments et les preuves sur lesquelles les anciens s'étaient appuyés pour établir leurs systèmes. Ces systèmes, on le sait, sont entièrement différents de notre manière de voir. Comme, pour la science, il importe seulement de combattre les idées, et que les personnes, sacrées pour nous, doivent rester étrangères à toute espèce de débats, j'ai pensé qu'il serait plus convenable d'exposer ici, en peu de mots, les principales bases de quelques-uns de ces anciens systèmes que de mettre en cause les auteurs, afin de ne blesser aucun de ceux qui ont voulu ressusciter ces doctrines.

[1] M. Blondin, trad. de *Ernest-Georges Stahl*, etc., et commentaires, etc.

ANIMISME. STAHL [1].

Pour expliquer les actes de la vie, cette doctrine fait intervenir dans les corps organisés un principe existant par lui-même et propre à les animer. Elle admet que c'est l'âme intelligente qui est chargée de la production de ces actes vitaux ! Son intervention dans la sanguification, la digestion, les sécrétions, la nutrition, en un mot, constitue la doctrine de Stahl. Toutefois, il n'en était pas l'inventeur, et il s'est évidemment servi des doctrines qui déjà se faisaient jour dans les écoles, au moment de ses études ; et peut-être faudrait-il remonter jusqu'à la *nature*, φύσις, d'Hippocrate pour en trouver la première origine.

Optime nempe intelligenda in corporum viventium negotiis venit antiqua illa et utique Aristotele prior ab ipso prolata, sed male applicata, NATURÆ *definitio*, QUOD SIT PRINCIPIUM MOTUS ET QUIETIS, etc., *ubi certe quidquid ita ut* φυσιχὸν καὶ περὶ τῆς φύσεως *considerandum aut tractandum apparuerit, etc.* »

Ce qu'on n'a pas assez remarqué, c'est que Stahl lui-même ne part pas de l'âme comme d'un principe

[1] C'est dans sa thèse inaugurale : *De sanguine in corpore semel formato;* Iéna, 1664, que Stahl publia ses premières idées sur sa doctrine.

général, et dont il faille d'abord convenir pour en déduire par une série de conséquences, tous les phénomènes (*motus organicos*) de l'organisme ; mais il part de ces phénomènes, les étudie en eux-mêmes, dans leurs rapports réciproques, dans les conditions de leur production, il les rapproche, il y saisit les caractères spécifiques qui les distinguent de ceux que les corps organiques présentent aux chimistes et aux physiciens; enfin il les rattache, par induction, à une cause *substantielle*, différente de la matière organique (Dezeimeris).

Les principes fondamentaux du système de Stahl sont que l'âme raisonnable préside à la conservation du corps.

Natura animalis est principium agens, vitale, activum in corpore; est RECTRIX *vitalis spontanea energia, et methodus naturalis medendi morbos, præstans vitam; sed nil,* NISI ANIMA, *est natura* [1].

Anima vitalium actionum rectrix est, sed animus est semper sciendi avidus, ratiocinandi, occupatus in assequenda intimiore rerum essentia. (*Theor. med vera*) [2].

Anima præses actionum.

[1] Georgii-Ernesti Stahlii *Theorica medica vera*, etc. Halæ, 1737.

[2] Medicinæ dogmaticæ systematicæ, sect. I, quam constituit physiologia.

On trouve aussi cette phrase dans la dissertation inaugurale de Stahl, *De intestinis* : « La disposition anatomique de la tunique nerveuse des intestins... ne peut absolument rien sur le mouvement péristaltique imprimé aux aliments par les intestins. Nous croyons plutôt devoir rapporter cette influence à l'*âme*, et à son action immédiate, *comme étant, dans le corps de l'homme, la double cause efficiente de tout mouvement et comme étant la seule capable d'agir au choix de sa volonté.* »

Depuis Hippocrate les médecins ont admis l'opi nion qu'il existait, dans l'organisme, un principe qui résiste aux causes morbifiques dont il est menacé, et tend à modifier avantageusement et à détruire même les changements morbides survenus dans le corps humain. C'est la force médicatrice et conservatrice d'Hippocrate. Nous verrons plus bas ce qu'on doit entendre par cette force. Nous ferons seulement remarquer, avec M. Lordat, que son admission conduit fatalement à l'expectation. Stahl va plus loin, il admet que l'âme rationnelle, intelligente, agit seule indépendamment du corps et que sans l'incitation de l'organisme, elle a le sentiment du danger dont elle est menacée, et produit des efforts propres à les conjurer ou à les détruire.

« L'engagement que les animistes ont pris de

montrer que l'âme se conduit dans la production des actes physiques comme dans celle des actes moraux et de trouver partout des preuves de son intelligence et de sa prévoyance, leur a fait négliger ou interpréter arbitrairement un trop grand nombre de faits étrangers ou contraires à ce dessein. De plus, ainsi que nous venons de le dire, leur dogme essentiel réduit la thérapeutique presque à la nullité, puisque selon eux la plupart des maladies sont des efforts médicateurs, et que l'âme qui les exécute est toujours mieux éclairée que les médecins sur les besoins de son corps. » (Lordat, *loc. cit.*)

Malgré le génie de cet illustre médecin, il est facile de voir toute l'inanité de cette doctrine.

Nous ne prendrons pas pour la combattre nos arguments dans la classe des animaux vertébrés ou autres, inférieurs à l'homme, mais dans la classe des végétaux ; les végétaux ont aussi des fonctions. Leurs racines absorbent, les vaisseaux séveux font circuler la séve, la font monter et descendre ; les feuilles respirent, elles absorbent l'oxygène et exhalent l'acide carbonique. Ils se nourrissent, ils grossissent d'années en années ; leurs maladies guérissent ; leurs plaies se cicatrisent, et, direz-vous que tous ces actes *vitaux*, analogues à ceux de l'homme, sont sous la direction d'une âme intelligente et rationnelle? Non, vous ne direz pas cela: vous direz que ces actes sont des *motus organici*, produits par la nature, et que ces mouvements organiques sont la suite de la structure, de l'organisation de ces végétaux.

Il ne faudrait cependant pas croire que Stahl fût aussi exclusivement animiste que l'ont dit ses successeurs, ses historiens et ses partisans. On trouve dans ses innombrables écrits des traces irrécusables d'organicisme. Et, sans aller plus loin, n'est-ce pas une chose singulière que cet écrit de son protecteur, dont il devint plus tard le rival, *Commentarius de differentia inter Hoffmanii doctrinam* MEDICO-MECANICAM, et *G. E. Stahlii* MEDICO-ORGANICAM? Et n'est-il pas étrange de trouver au milieu de ses écrits des propositions de cette nature : *Secundum temperamentorum diversitatem* activitas vitalis etiam diversa est? et des chapitres intitulés : *De secretione et excretione,* ultimo vere FORMALI VITÆ ORGANISMO? Au reste, une chose plus singulière encore, c'est que Stahl, en cela, bien moins exclusif que les autres animistes, après avoir dit de ses propres écrits[1] : *Quamvis enim certo, inesse schediis sciam meis varia quæ, a nemine medico docto atque perito improbari*

[1] *De scriptis suis ad hunc diem schediasmatibus vindiciæ quædam, et indicia.*

possint, sed vera laude dignissima sint; ait déclaré dans la préface du *Conspectus therapeiæ specialis* que son principe général, son autocratie n'était pas indispensable. Étonnez-vous après cela que Cabanis en ait fait un matérialiste !

Tant s'en faut que tout l'animisme soit contenu dans ce que nous venons de citer, mais pour le but que nous nous proposons, nous pensons que cela suffit. Nous ne croyons pas qu'il soit nécessaire d'exposer la doctrine d'Aristote et de Platon avec les TROIS *âmes* dont ils admettent l'existence pour expliquer les *phénomènes de la vie;* la *nature* d'Hippocrate; l'*archée* de van Helmont, aussi peu acceptable que l'âme de Stahl; l'air igné des pneumatistes; l'esprit de vie de Paracelse : la raison moderne a fait justice de toutes ces rêveries; mais peut-être conviendra-t-il de nous arrêter un moment sur les écrits de Bordeu, de Barthez, de Lordat, de Grimaud, etc. Quant aux ouvrages très-remarquables, d'ailleurs, d'auteurs plus récents, nous dirons seulement qu'ils se sont bornés à renouveler, avec quelque variété de formes et d'argumentation, les opinions anciennes et que nous ne croyons pas utile de les combattre individuellement.

Dezeimeris explique la ténacité des esprits à maintenir l'existence des principes animistes, spiritualistes et vitaux, par deux dispositions naturelles de notre esprit, ou plutôt deux travers dont il ne se corrigera jamais : le désir de tout expliquer et la facilité avec laquelle on se paye d'un mot vide de sens pour s'épargner un aveu si cruel au dogmatisme : *Je ne sais*. Si l'on ajoute à ces dispositions, communes à la plupart des hommes, une sorte d'exagération de l'instinct de causalité et une certaine prédominance des facultés de l'imagination pour les créations métaphysiques, qui paraissent tenir, chez un certain nombre de personnes, à quelque particularité de l'organisation, et que, par conséquent, nul raisonnement ne saurait vaincre, on comprendra facilement combien peu il est permis d'espérer obtenir par des discussions l'abandon d'un système dans lequel on se complaît, dans lequel *on s'admire, dans lequel on se sent fier* de posséder un génie capable de pénétrer les mystères de notre existence, et d'expliquer les merveilles de l'univers. »

DOCTRINE DE BORDEU [1].

« Bordeu et les siens représentent le corps comme un assemblage d'organes dont chacun vit

[1] M. Lordat, *Exposition de la doctrine médicale de Barthez*. Paris, 1818. — *Œuvres complètes de Bordeu*. Paris, 1818.

d'une vie propre, c'est-à-dire jouit du sentiment et du mouvement : car vivre n'est, disent-ils, que sentir et se mouvoir en vertu de la sensation. Ils sont persuadés que la vie de ces *animaux* élémentaires est le résultat de l'organisation ou de la disposition de la matière. Les nerfs possèdent la vie au plus haut degré. La somme de toutes les vies particulières forme la vie générale. Ils ne disent pas comment tous ces animaux peuvent constituer un être individuel ; comment l'unité vitale peut résulter d'une réunion d'individus; ils parlent seulement de l'influence et de l'espèce de suprématie qu'exercent l'estomac, le cœur et le cerveau sur les autres organes, et c'est vraisemblablement pour préoccuper l'esprit de l'*idée d'une cause qui assemble ces éléments divers*, qu'ils nomment collectivement ces trois centres le *triumvirat*.

« Les organes vivants agissent les uns sur les autres; dans certaines conditions, l'action vitale d'un d'entre eux devient la cause d'une telle réaction de la part d'un autre. Mais ni leur vie privée, ni les rapports d'influence qui les unissent, ne peuvent point être éclairées par les lumières que fournissent la chimie, la physique, la mécanique, etc.; l'observation seule peut faire connaître le génie, les mœurs de ces espèces *d'animaux* et les lois de leurs actions réciproques.

« Les mouvements vitaux ne sont jamais spontanés, ils sont toujours dirigés par le sentiment : ou pour mieux dire, *ce sont des réactions déterminées par des incitations.*

« Le sentiment et le mouvement ne sont pas seulement susceptibles d'augmentation et de diminution dans chaque organe ; *mais les propriétés dont ils dépendent sont* un bien que les organes possèdent en commun, et dont chacun peut s'approprier une plus grande portion aux dépens des autres. Aussi les médecins de cette école disent-ils *que l'estomac attire à lui l'action des organes, pour qu'ils l'aident dans ses fonctions ;* que les organes qui forment le triumvirat sont les principaux centres *d'où partent le sentiment et le mouvement ; et où ils reviennent après avoir circulé.* (Il n'est pas aisé de concevoir ces propositions; mais je les extrais fidèlement sans y rien changer). (Lordat). »

Toutes les fois qu'un organe agit, soit pour exécuter ses fonctions propres, soit autrement, il influe sur les autres individus qui forment cette république, soit en leur donnant de l'activité, soit en leur en soustrayant. Mais pour que cette influence ait lieu, il faut que les mouvements excités dans un point se propagent au moyen de la continuité des fibres intermédiaires. Le tissu cellulaire est un des moyens d'union auxquels les médecins de cette secte attribuent le principal rôle dans cette transmission des ébranlements. Ils ont encore adopté les opinions de Baglivi sur la propagation des oscillations de la dure-mère à tout le corps, par le moyen du périoste.

« Les impressions que les objets extérieurs font continuellement sur nous sont des causes qui excitent sans cesse les organes. Nous avons encore un puissant mobile dans les forces *phréniques* ou *épigastriques*, c'est-à-dire dans l'activité de l'épigastre ou le jeu du diaphragme, les fonctions de l'estomac, la concentration des mouvements provenant de l'agitation des sens, établissent le centre d'une action qui s'irradie de toutes parts. »

« Les organes homologues ne présentent pas le même degré d'activité chez tous les individus bien portants. Les différences qui s'observent dans la proportion de leur énergie, constituent les divers tempéraments.

« La maladie, *quand elle ne dépend pas d'un vice anatomique, est l'effet d'une altération* VICIEUSE *de l'action d'un organe; les actions morbifiques se réduisent toutes à l'augmentation* ou *à l'affaiblissement excessif du mouvement et du sentiment.* Mais ces aberrations de l'énergie naturelle ne sont pas des états absolument stagnants; elles ont une marche, un progrès réguliers, par lequel elles tendent à certaines solutions déterminées.

« La thérapeutique consiste à hâter, par divers moyens appropriés, la terminaison ou la solution naturelle de la maladie, quand nous pouvons juger par des observations antécédentes que la tendance est favorable. En outre, l'art peut quelquefois par des moyens violents suspendre, *étrangler* une maladie dont on redoute la crise naturelle; mais ces tentatives sont pleines de danger, et à tout prendre, les ressources de la nature présentent autant de chances favorables que ces traitements extraordinaires[1]. »

Nous nous sommes arrêté sur les dogmes fondamentaux de la doctrine de Bordeu, parce que cet auteur est un de ceux dont certains écrits peuvent être regardés comme des précurseurs de l'organicisme; ainsi le *Traité des glandes*, du *tissu muqueux*, basés sur des connaissances anatomiques profondes, sont encore aujourd'hui étudiés avec fruits. Bordeu était sur la voie des progrès accomplis par la médecine moderne; et les erreurs qu'il a pu commettre ne doivent pas empêcher de rendre

[1] *Utrum aquitanicæ minerales aquæ morbis chronicis. Parisiis*, 1754.... *Institut. med. ex novo medicinæ conspectu. Lutetiæ Paris.*, 1755.

justice à son génie et de le considérer comme un des plus grands médecins des temps modernes.

Certes, Sauvage peut passer pour vitaliste, on trouve néanmoins dans ses *Physiologiæ elementa;* (*Auct.* Fr. Sauvage, Amstelod., 1755,) qu'il considérait le corps comme une machine, organisée de manière que toutes les fonctions *étaient l'effet immédiat et nécessaire de sa structure.* Mais, à l'exemple de Stahl, il soutenait qu'elle avait besoin d'un premier mobile *intelligent, prévoyant et conservateur*, pour mettre en jeu, régulariser et perpétuer ce mécanisme, et attribuait ces fonctions à l'âme.

En lisant attentivement l'exposition que nous venons de faire, on est étonné que toutes les assertions, les affirmations de ces systèmes soient complétement gratuites, fondées seulement sur des idées préconçues et totalement dénuées de preuves, enfin de pures inventions de l'esprit. En effet, que signifient les assertions :

« Le corps est un assemblage d'organes dont chacun vit d'une vie propre.

« Vivre n'est que sentir et se mouvoir, en vertu de la sensation.

« La somme de toutes les vies particulières forme la vie générale.

« Qu'est-ce que la suprématie qu'exercent sur les autres organes l'estomac, le cœur et le cerveau?

« Les mouvements vitaux ne sont que des réactions déterminées par des incitations.

« Les propriétés dont le sentiment et le mouvement dépendent, sont un bien que les organes possèdent en commun et dont chacun peut s'approprier une plus grande portion aux dépens des autres.

« Toutes les fois qu'un organe agit, soit pour exécuter ses fonctions propres, soit autrement, il influe sur les autres individus *qui forment cette république,* soit en leur donnant de l'activité, soit en leur en soustrayant. *Mais pour que cette influence ait lieu, il faut que les mouvements excités dans un point se propagent au moyen de la continuité des fibres intermédiaires.* » Le tissu cellulaire est un des moyens d'union auquel ils attribuent le principal rôle. Ils ont encore adopté l'opinion de la propagation des oscillations de la dure-mère à tout le corps par le moyen du périoste. — Est-il possible que l'on ait pu se payer de semblables explications ! et celle-ci : « Les impressions que les objets extérieurs font continuellement sur nous sont des causes qui excitent sans cesse les organes : nous avons encore un puissant mobile *dans les forces phréniques* ou *épigastriques;* — mais qu'est-ce que ces forces phréniques? — le jeu du diaphragme, l'activité de l'épigastre, les fonctions de l'estomac, la concentration des mouvements provenant de l'agitation des sens établissent le centre d'une action qui s'irradie de toutes parts. » — Mais donnez-nous donc les preuves de toutes ces affirmations.

Nous n'avons pas le courage de pousser plus loin cet examen.

Barthez a aussi introduit dans le domaine de l'art des doctrines vitalistes qui ont été justement abandonnées, mais que nous devons faire connaître, par des citations, ne fût-ce que pour éviter le reproche de faire dire aux vitalistes des monstruosités afin d'avoir la satisfaction de les combattre plus facilement d'une manière victorieuse. Il établit l'existence de ce principe vital dans ses *Nouveaux éléments de la science de l'homme*, dans toute la Ire partie du Ier volume. Il décrit les actes de ce principe dans un grand nombre de pages; il y joint des chapitres sur *les forces toniques* et sur la chaleur animale. Il est parfaitement inutile de le suivre dans les verbeux développements qu'il donne à sa création du principe vital; mais voici ce qu'il entend par cette expression : « Je donne le nom de prin-
« cipes aux causes générales des phénomènes
« des mouvements de la vie, qui ne sont con-
« nues que par leurs lois que manifeste l'obser-
« vation.

« Ainsi j'appelle principe vital de l'homme, la

« cause qui produit tous les phénomènes de la vie « dans le corps humain.

« Le nom de cette cause est assez indifférent et « peut être pris à volonté. Si je préfère celui de « principe vital, c'est qu'il présente une idée moins « limitée que le nom *d'impetum faciens* (τὸ ἐνορμον) « que lui donnait Hippocrate, ou autres noms par « lesquels on a désigné la cause des fonctions de « la vie [1]. »

Ainsi voilà bien établie pour Barthez l'existence d'un principe séparé de l'organisation. Tous ses efforts, depuis la page 47 jusqu'à la page 339 du IIe volume, tendent à prouver cette existence. Toutefois, l'existence du principe vital n'était pas tellement incontestable pour lui, qu'il ne se croie pas obligé d'exposer les idées de quelques médecins qui lui sont opposés, c'est-à-dire l'opinion qui attribue à la structure des organes tous les actes de la vie.

« Il se peut, sans doute, dit-il, que d'après une loi générale qu'a établie l'Auteur de la nature, une faculté vitale douée de forces motrices et sensitives survienne nécessairement (d'une manière indéfinis-

[1] *Nouveaux éléments de la science de l'homme*, chez Goujon, lib., 1806.

Ibid., tome I, pages 97, 98.

sable) à la combinaison de la matière dont chaque corps animal est formé ; *et que cette faculté renferme la raison suffisante des suites de mouvement qui sont nécessaires à la vie de l'animal dans toute sa durée.* »

Ainsi on peut se convaincre du doute qui le préoccupait par le titre seul du chapitre II de ses *Nouveaux éléments de la science de l'homme*, où il fait l'exposition des diverses doctrines des philosophes et des médecins relatives à cette question : Si le principe de la vie dans l'homme y a son existence propre, distincte de celle du corps organisé qu'il vivifie, et de celle de l'âme pensante ; et le chapitre III (*ibid.*), Considérations *sceptiques* sur la nature *du principe vital* de l'homme. Nous ferons une mention particulière de la section qui pose cette question : Le principe vital a-t-il une existence qui lui soit propre, ou bien *n'est-il qu'un mode du corps humain qui rend ce corps vivant ?* Bien entendu qu'il se déclare pour la première opinion.

Dans des notes, presque aussi étendues que l'exposition du principe vital, Barthez se défend contre les objections qui lui ont été faites. Il se défend, — chose singulière, — d'avoir admis un principe vital pour expliquer tous les phénomènes de l'homme vivant :

« Toutes les critiques avaient un vice radical. « Ce vice, dit-il, consistait à soutenir que dans

« cet ouvrage, *j'expliquais* tous les phénomènes de « l'homme vivant par l'action du principe vital; « force universelle que j'avais imaginée et ajustée « à toutes les fonctions de la vie corporelle [1]. » Ces critiques étaient de Blumenbach et de Tode.

Or, il avait dit dans son Discours préliminaire (page XVIII) : « Je regarde le principe de vie dont « l'homme est animé comme la cause expérimen- « tale la plus générale que nous présentent les « phénomènes de la santé et de la maladie. »

Mais ce dont on s'étonnera sans doute, c'est de voir Barthez rejeter avec dédain la concordance de sa doctrine avec celle de l'école de Montpellier.

« Il y a, écrit-il, quelques médecins qui ont af- « fecté d'avancer et de redire que des opinions de « ces auteurs s'est formée, dans l'école de Mont- « pellier, une nouvelle doctrine qu'ils prétendent « sans aucun fondement être la mienne. »

Ce en quoi la doctrine de Barthez diffère de celle des médecins de son temps et de ses prédécesseurs, c'est la doctrine obscure des éléments.

Il a le premier transporté le mot *élément*, du vocabulaire des chimistes dans celui de la méde-

[1] *Nouveaux éléments de la sience de l'homme*, *ibidem*, notes, page 3. — *Ibid.*, page 24.

cine. Il entendait par là toutes les modifications morbides du principe vital, auquel, dans son système physiologique, il faut rapporter tous les phénomènes des corps vivants. Si, pour se conformer à l'usage, il consent quelquefois à dire qu'une maladie, que les scrofules, par exemple, sont une affection du système lymphatique, M. Lordat nous apprend que cette manière de parler signifiait, dans la bouche de son maître, que la modification dont la puissance vitale est atteinte dans cette maladie s'exerçait principalement sur ce système [1].

La doctrine des éléments a été inspirée à Barthez par la conviction bien fondée que toute thérapeutique basée sur les symptômes ne reposait sur rien de solide, et qu'il fallait chercher un autre point d'appui. Cette proposition, si telle a été l'intention qui l'a fait naître, ne saurait être contestée. Voyons donc où elle conduit son auteur.

En voici une exposition succincte extraite du *Traité des maladies goutteuses* [2].

Barthez établit trois méthodes de traitement dans

[1] *Exposition de la doctrine médicale de P.-J. Barthez*, par Jacques Lordat. Paris, Gabon, 1818.

[2] *Traité des maladies goutteuses*, par P.-J. Barthez. A Montpellier, chez Sévalle, libraire, Grand'-Rue, 121, 1819; tome I, page XI.

les maladies : ces méthodes sont les méthodes *naturelles, analytiques et empiriques :*

« I. Les méthodes naturelles du traitement d'une maladie ont pour object direct de préparer, de faciliter et de fortifier les mouvements spontanés de la nature qui tendent à opérer la guérison de cette maladie ; ces méthodes sont généralement indiquées dans les maladies où la nature a une tendance manifeste à affecter une marche réglée et salutaire.

« II. Les méthodes analytiques de traitement d'une maladie *sont celles où, après l'avoir décomposée dans les affections essentielles dont elle est le produit, ou dans des maladies plus simples qui s'y compliquent, on attaque directement* CES ÉLÉMENTS DE LA MALADIE, *par des moyens proportionnés à leurs rapports de force et d'influence.*

« Ces méthodes sont d'autant plus indiquées, qu'il existe une plus grande complication des éléments d'une maladie [1].

« Dans la méthode analytique qui est propre à chaque complication, il faut faire dominer le traitement qui convient à chacune des affections ou maladies composantes, à proportion de ce qu'elle a plus d'importance respective. Cette impor-

[1] Tome I, pages XI et XII.

tance doit être estimée, suivant qu'elle est plus urgente et d'un danger plus pressant, et suivant son influence, sur les autres affections ou maladies combinées.

« Après avoir ainsi déterminé la méthode mixte qui convient au traitement de chaque cas compliqué, il faut encore distribuer les diverses parties de cette méthode dans l'ordre des temps qu'il est nécessaire ou plus avantageux d'observer pour assurer le succès de son exécution.

« Ainsi, dans la formation de chacune de ces méthodes analytiques, il est essentiel de bien distinguer (ce qu'on n'a point fait convenablement jusqu'ici), l'ordre d'importance relative des *éléments* de la maladie compliquée, et l'ordre des temps de l'exécution des parties de cette méthode.

« III. Dans les méthodes empiriques du traitement d'une maladie, on s'attache directement à en changer la forme entière, par des remèdes qu'indique le raisonnement fondé sur l'expérience de leur utilité dans des cas analogues.

« Ces méthodes conviennent surtout aux maladies où l'on a lieu de craindre que les mouvements spontanés de la nature ne soient impuissants pour opérer la guérison, et dans celle qu'on ne peut décomposer *en des éléments* bien déterminés, dont on puisse être assez sûr de remplir les indications[1]. »

A notre point de vue, nous ne mettons guère de différence entre les opinions de ces médecins, dont nous considérons la doctrine, comme à peu près entachée des mêmes vices. Il suffit, pour nous, qu'ils admettent des propriétés indépendantes de l'organisation ; une force qui résiste à l'influence des causes qui tendent à l'altérer et à la détruire, et la faculté de restituer cette organisation à l'état normal dont elle a été dérangée. Sous quelque nom que l'on désigne cette propriété, celui de nature, de propriétés vitales, de principe vital, ou de force vitale, tout cela n'est pour nous que non-sens, création de l'imagination, puisque ce n'est que l'effet de l'organisation.

L'obscurité profonde qui règne dans les écrits dont nous venons d'extraire ces quelques propositions, nous fait admirer de plus en plus la clarté lumineuse qui brille dans l'école moderne, et surtout dans les ouvrages de l'illustre Pinel ; la vaine métaphysique est impitoyablement bannie de ses ouvrages. Pour la première fois, la saine raison

[1] Voyez, pour plus de développement, les articles *Éléments*, de Fr. Bérard dans le *Dictionnaire des sciences médicales*, et de Contanceau dans le *Dictionnaire en 21 volumes*.

est introduite dans le sanctuaire de la médecine. Devant ce flambeau, se dissipent toutes les stériles doctrines qui avaient envahi le domaine de l'art. Il flagelle de son style vengeur ces myriades de prétendus médecins philosophes, qui se croient supérieurs parce qu'ils sont inintelligibles. Enfin, il édifie sur les ruines de cet impur obscurantisme une médecine raisonnable, claire, fondée sur l'observation et l'expérience. Pinel est le véritable réformateur de la médecine, si l'on doit entendre par réformateur celui qui chasse, dissipe et détruit les conjectures incertaines, les vaines hypothèses qui déshonorent une science. Aujourd'hui, les gens qui profitent de ses réformes, s'attachent à l'envi à le dépouiller, à l'injurier, à le dénigrer. Telle a toujours été la reconnaissance des hommes pour leurs bienfaiteurs.

INANITÉ DES DOCTRINES VITALISTES.

Je cherche vainement un travail un peu remarquable dû à une plume imprégnée des doctrines vitalistes; qu'on me dise un ouvrage, un seul de cette nature à qui l'on puisse attribuer le plus léger progrès, et je me tiens pour satisfait; pour moi, je n'en connais pas.

L'organicisme n'eût-il produit que cet admirable

résultat, que sa prédominance ne saurait être contestée, et quand même, sous le rapport doctrinal, ce système (car c'en est un, pris dans le sens raisonnable, quoi qu'on dise) laisserait quelque chose à désirer dans sa contexture, son incontestable utilité devrait le faire adopter universellement. N'est-ce pas une chose remarquable, en effet, que tout ce qui a été fait de bon ait été le fruit de cette philosophie, et que la philosophie contraire n'ait absolument rien produit? C'est qu'en effet, les doctrines métaphysiques, qu'on s'efforce en vain d'appuyer sur les croyances religieuses, ne sont propres qu'à fausser et égarer l'esprit d'observation. On ne comprend pas que ces rêveries aient pu trouver place dans le domaine de l'art, et que la marche majestueuse et féconde de la science ait pu être un moment entravée par de semblables puérilités!

Nous pensions que les hypothèses des animistes et des vitalistes avaient pour toujours disparu de la science, sous les coups tout-puissants de la raison et de l'observation. Hélas! nous comptions sans l'esprit routinier qui entrave tous les progrès, sans les préjugés et l'entêtement qui arrêtent dès leurs premiers pas tous ceux qui s'efforcent de dissiper les vieilles erreurs, sans la jalousie et l'envie des esprits médiocres qui, ayant pour eux et pour leurs œuvres la plus naïve admiration, sont convaincus qu'ils ne peuvent se tromper et qu'eux seuls sont dans le vrai ; disposition qui leur fait fermer les yeux à la lumière et opposer aux vérités nouvelles qui sortent des sentiers battus, la plus violente résistance ; c'est, en effet, l'éternelle histoire de toutes les innovations. Il n'en existe pas qui, pour s'établir, n'ait eu à soutenir les luttes les plus obstinées. Combien de vérités n'ont-elles pas dû succomber sous ces oppositions aveugles ! Pauvre humanité !

Nous ne dirons rien des doctrines absolues justement abandonnées de nos jours : toutefois, ces doctrines n'étaient pas entièrement erronées ; leur plus grand tort est d'être exclusives et de ne pas embrasser tous les points de la science.

L'humorisme, qui a régné d'une manière si générale, ne comprenait pas, en effet, tous les points de la médecine.

Le solidisme n'était pas moins insuffisant. Ce dernier, paru au moment de la réaction contre l'humorisme, régna à peu près seul au commencement du siècle ; mais Pinel et Bichat se défendirent d'être solidistes ni humoristes ; mais furent l'un ou l'autre, et l'un et l'autre suivant les cas, et ils eurent raison. La doctrine de l'irritation penche vers le solidisme, mais ne le confesse pas ; nous n'avons pas à nous en occuper ici.

Je pense qu'il suffira de lire ce qui précède pour

être frappé de la différence qui sépare ces doctrines de la nôtre, qu'il est inutile d'entrer dans plus de détails, et de combattre chacune des propositions qui les constituent. On a de la peine à croire que ces systèmes aient régné pendant quelque temps d'une manière absolue dans les écoles, et qu'aujourd'hui des médecins, qui ne sont pas sans valeur, emploient tous leurs efforts à les faire renaître. Mais il en a toujours été ainsi : *Multa renascentur quæ jam cecidêre.*

ABSENCE DE TOUT SYSTÈME.

Nous entendons dire tous les jours : La médecine n'est point une science; elle n'est encore aujourd'hui qu'une collection de faits qu'aucun lien commun ne rassemble. Les esprits les plus élevés du siècle ne sont que des collecteurs d'observations; ils les accumulent, les comptent, les supputent, les analysent avec une patience et un scrupule vraiment germaniques : mais il n'en existe aucun qui, voyant la science d'en haut, l'embrasse dans son ensemble, en coordonne les diverses parties, en fasse un tout harmonique, la systématise enfin. Les faits particuliers sont plus nombreux, plus exacts, mieux observés, mieux décrits qu'autrefois; mais ce sont des matériaux épars, isolés ou confusément entassés, qu'aucune main n'est assez puissante pour mettre en œuvre et pour édifier en monument régulier et durable; voilà ce qu'on ne cesse de dire. Il faut l'avouer, les tentatives faites dans ce but jusqu'à ce jour n'ont pas été heureuses; elles n'ont produit que des systèmes éphémères qui se sont évanouis devant un examen rigoureux, et dont le souvenir est même effacé.

L'insuccès des hommes, pourtant supérieurs, qui ont fait ces tentatives, a découragé la plupart de leurs successeurs, et le peu de fruit que la science a recueilli de leurs efforts a fait naître parmi nous un grand mépris pour les études philosophiques. Nous enveloppons dans la même proscription tous les systèmes qui ont régné en médecine : l'humorisme, le méthodisme, le solidisme, l'animisme, le vitalisme, la médecine chimique, mécanique, le physiologisme, et même l'anatomisme. Nous nous sommes voués au culte des faits particuliers. Nous avons réservé toute notre estime, toute notre admiration pour les scrutateurs patients et laborieux des cas isolés que présente la nature. De là cette direction des esprits vers la recherche de ces faits isolés dont le nombre s'accroît tous les jours d'une manière prodigieuse, et dont les détails sont exposés avec une telle complaisance que leur étendue pourrait même passer pour exubérante.

Ainsi, d'une part, l'on déplore l'absence d'un génie assez vaste et assez puissant pour élever la médecine au rang des sciences, et d'un autre côté, l'on n'a pas trop de dédain pour celui qui serait tenté d'entreprendre cette œuvre difficile.

On veut un système, on méprise les systématiques ; on veut une conception générale qui domine la science, et l'on n'a de considération que pour les faits particuliers.

Tel est aujourd'hui l'état des esprits. Nous n'espérons pas le changer.

Certes, nous estimons autant que qui que ce soit les travaux des médecins modernes, et nul ne met à leurs observations un prix plus élevé que nous. Mais ces faits ne sont vraiment précieux qu'autant qu'ils conduisent à quelques vérités générales, qu'ils servent de base à quelques principes philosophiques qui reculent les bornes de la science.

Imbu de ces idées, nous avons senti de bonne heure la nécessité de relier à un principe commun toutes les parties de la science.

Ce principe, nous croyons l'avoir trouvé dans l'*organicisme*.

La doctrine exclusive de l'irritation ne fut pas la moindre cause qui nous conduisit à admettre les lois de la médecine organique.

Dès les premières années de nos études cliniques, frappé des erreurs dangereuses que le physiologisme introduisait en médecine, nous cherchâmes à le combattre et à le remplacer par une doctrine qui nous semblait plus vraie, plus conforme à la nature.

La médecine organique a été dès lors en butte à une multitude d'attaques, et bien des gens aujourd'hui la considèrent comme vaincue.

Le *vitalisme* a levé sa tête intolérante et s'est proclamé vainqueur. Mais il s'en faut de beaucoup que nous ayons reconnu cette prétendue victoire, et jamais, il faut le dire, l'organicisme ne fut plus vivace. Ainsi que nous l'avons dit déjà, tous les médecins d'aujourd'hui en suivent les errements ; ceux-là même qui le rejettent en théorie l'admettent en pratique. En est-il un seul qui ne cherche le diagnostic au lit du malade, et qui ne base sur ce diagnostic ses indications thérapeutiques? En voyez-vous un seul invoquer les propriétés vitales ? Ce langage suranné n'est-il pas tombé en désuétude? Et cependant, si vous leur demandez s'ils croient à l'existence de ces propriétés, ils n'hésitent pas à vous répondre par l'affirmative. A les entendre, tous y croient; et, chose singulière, quand vous leur avez fait voir l'absurdité de cette croyance en ces propriétés, au moins comme *êtres existants par eux-*

mêmes, ils vous affirment non-seulement qu'ils n'y ont jamais cru, mais que personne n'y croit ; que Bichat même ne les admettait pas sous ce point de vue.

DE L'ORGANISATION EN GÉNÉRAL

L'organisation est le chef-d'œuvre du Créateur, s'il est permis de donner une préférence aux œuvres toutes également admirables de cet Être incompréhensible. Si l'on jette ses regards sur les merveilles de l'univers, on est frappé de l'immensité de l'intelligence qui a présidé à la création de cet ensemble sublime.

Depuis les révolutions des astres suspendus dans l'espace infini, jusqu'à l'évolution de l'animal et de la plante microscopiques, tout est le fruit, tout porte l'empreinte d'un génie sans bornes. Mais ce génie éclate surtout dans la production des êtres organisés. Peut-on n'être pas frappé du rapport qui existe entre l'organisation de chaque être avec le milieu dans lequel il vit? de la constitution de ses organes avec le but auquel ils sont destinés? quel plus beau sujet de méditation peut-il être offert à l'intelligence de l'homme? et qu'y a-t-il de plus admirable que cette loi d'évolution, résultant de la structure d'un germe?

C'est au moment de la formation de l'œuf, de

la graine ou du germe, que l'être qui va naître reçoit l'impulsion dont les actions diverses ont reçu le nom de *propriétés vitales;* or, cette impulsion, nous le redisons, n'est autre chose que l'organisation de cette graine. C'est la disposition de ses molécules qui lui donne l'aptitude de se développer. Suivez attentivement le développement d'une graine. Voyez-la d'abord semblable à un corps inerte; mettez-la dans un sol convenable; voyez-la se gonfler par le fait de la chaleur et de l'humidité; voyez ensuite poindre une radicule, puis des feuilles séminales se montrer, puis une tige et des feuilles, puis ô merveille! des pétales brillants de couleur répandant une odeur suave; puis enfin naître un fruit, une pêche, une poire, un raisin! Vous me direz, sans doute, que tout ce travail est le résultat de propriétés vitales; que si la rose, l'œillet vont chercher dans la terre les couleurs et les parfums dont ils sont doués, c'est à une propriété vitale intelligente, vous êtes bien près de dire une âme, qu'ils doivent cette faculté de choisir les éléments de ces qualités. En effet, comment se fait-il que dans un même sol [1], composé

[1] Les principaux éléments du sol qui exercent leur influence sur la végétation sont : la silice, l'argile, le calcaire, la marne, la magnésie, l'humus, le gypse, le sel marin, l'oxyde de fer, la potasse, la soude, les phosphates, l'eau, l'azote, l'oxygène. Il n'y

d'éléments qui ne possèdent aucune des qualités des plantes, des fruits et des fleurs qu'ils produisent, les plantes, les fleurs et les fruits aillent chercher les principes qui constituent leurs innombrables variétés de feuillages, de formes, de couleurs, de parfums, de saveurs? Comment, par quel instinct, la rose va-t-elle s'emparer, dans cette terre, de la forme, de la couleur et du parfum qui la distinguent? et comment à côté d'elle, l'œillet, le jasmin, la violette, le chèvrefeuille, et enfin, toutes les plantes vont-elles s'approprier les éléments si divers qui les caractérisent? Ne serait-on pas tenté d'admettre dans les germes *une intelligence* qui leur fait discerner, parmi toutes les substances, celles qui leur sont nécessaires, et cette intelligence est-elle sensiblement différente de celle de Stahl et des autres animistes?

Certes, voilà bien une objection spécieuse, mais heureusement elle n'est que spécieuse.

Dans l'opinion que nous soutenons, c'est à l'organisation qu'appartient le développement ultérieur de l'individu. La graine reçoit, avec sa structure et par sa structure, la faculté de parcourir toutes ses phases, de remplir toutes ses fonctions. Ce

a rien dans ces substances qui ressemble aux parfums des fleurs, à la saveur des fruits. (Voyez D'Orbigny, Gasparin, Boussingault, *Économie rurale*, tome III, p. 327; etc.)

qu'on appelle propriétés vitales n'est plus alors que propriétés d'organisation. L'être se développe parce qu'il a été organisé pour cela.

Nous reviendrons sur cette proposition, la plus importante de la doctrine organiciste.

Des esprits d'une portée médiocre n'ont pas compris l'intérêt, relativement aux progrès de la pratique et de la science médicales, de cette fondamentale distinction.

A quoi bon, disent-ils, ces débats touchant la préexistence de l'organisation sur les propriétés vitales, ou des propriétés vitales sur l'organisation? — Mais, à quoi bon? Tout simplement à établir une médecine claire, simple, rationnelle et vraie; et partant féconde en conséquences pratiques, et surtout propre à établir un diagnostic sur des bases solides, satisfaisantes et fécondes. Nous ferons ressortir la vérité de cette assertion, que nous ne ferons qu'énoncer ici, dans la deuxième partie de ce Traité.

Mais n'est-il pas plus facile de comprendre que la Providence en créant la semence lui a donné une structure, une organisation propre à développer successivement toutes les propriétés qui doivent caractériser la plante? Bichat, en considérant les êtres organisés depuis l'état rudimentaire jusqu'au dernier degré de développement, s'écrie :

« Nous voyons le nombre des propriétés vitales augmenter à mesure que l'organisation se complique. » Oui, mais n'est-il pas plus simple, plus raisonnable de dire là où l'organisation se développe, nous voyons des aptitudes nouvelles se montrer? Qu'est-ce que c'est que des propriétés nouvelles s'ajoutant à d'autres propriétés déjà existantes, à mesure que de nouveaux organes apparaissent, ou que d'anciens organes se perfectionnent? Où étaient-elles ces nouvelles propriétés vitales? d'où viennent-elles? Il vous faut donc bien admettre qu'elles sont inhérentes aux changements physiques survenus dans les organes. « Mais, nous a-t-on dit, vous admettez bien une force de création, et par suite des propriétés innées avec le corps organisé; mais cela détruit tout votre système, car si vous admettez des forces en ce moment, nous sommes bien autorisés à en admettre dans d'autres circonstances. »

Mais cette force n'est autre chose que le Créateur lui-même, qui organise mais ne communique pas une force qu'il ajoute à l'être organisé, ayant mis dans cet être avec l'organisation la disposition moléculaire apte à se développer.

Remarquez, en passant, que loin de conduire à l'athéisme, l'organicisme force à remonter au

Créateur, comme il force de reconnaître une âme immatérielle, indécomposable, immortelle.

De la vie.

En passant en revue les diverses définitions qu'on a données de la vie, on n'en trouve aucune de complétement satisfaisante, c'est-à-dire qui réponde à tous les points de la question. Nous ne remonterons pas aux définitions antiques, qui ne peuvent soutenir un examen sérieux. En effet, la vie a été regardée comme un être *particulier*, tour à tour appelé *souffle, esprit, âme sensitive, émanation divine, principe de vie, force vitale*, etc.

La vie, a-t-on dit aussi, est l'ensemble des fonctions, des *forces* qui résistent à la mort; une série de phénomènes qui se succèdent pendant un temps limité, dans les corps organisés. Cette dernière définition, qui ne préjuge rien sur la nature, sur l'essence de la vie, nous paraît la plus simple et la plus admissible. Pourquoi vouloir définir ce que nous ne savons pas? Pourquoi ne pas avouer notre ignorance? et que saurions-nous, en effet, sur un prétendu principe dont l'existence n'est pas nécessaire pour produire les phénomènes de la vie? Nous l'avons dit déjà, et nous le redirons encore, la vie est le *résultat* de *l'arrangement moléculaire* disposé, dès la naissance, de manière à parcourir, pendant un certain temps, toutes les phases d'évolution de l'organisme et à remplir toutes les fonctions qui lui sont dévolues. Mais, nous a-t-on dit, vous admettez que la vie est l'effet de l'arrangement moléculaire que l'individu reçoit en naissant ; mais alors vous admettez une force qui imprime cet arrangement, et si vous admettez ici une force, vous tombez en contradiction avec vous-même, en refusant d'en admetre l'existence dans l'organisme. La force qui détermine l'arrangement moléculaire nécessaire à la vie n'est autre que la création, dont il est impossible de nier l'existence ; mais la création ayant accompli son œuvre, et ayant donné à l'individu les conditions de son existence et la possibilité de transmettre ces conditions par la génération, a cessé son action, qui n'était plus nécessaire. La vie n'est donc pour nous que le résultat de cette organisation.

M. J. Béclard, dans un ouvrage écrit avec la plus saine philosophie, la science la plus étendue, commence son excellent livre par des Considérations sur la vie. On remarque dans ces considérations des passages entièrement conformes à notre manière de voir sur la vie, telle que nous l'avons exposée dans nos cours et dans nos ouvrages, depuis plus de quarante-cinq ans.

« La forme constante de l'animal, dit-il, forme qui persiste toute la vie durant, au milieu du travail de composition et de décomposition des organes, a semblé de tout temps un des arguments les plus triomphants en faveur de l'indépendance d'un *principe vital*. En vérité, on ne voit pas trop pourquoi. La cristallisation, toujours la même, de telle ou telle dissolution saline, n'est-elle pas un fait tout aussi inexplicable? et n'est-il pas tout aussi naturel de rattacher la forme des êtres organisés à leur composition spéciale, que de rapporter la forme du cristal à la nature, à la proportion des éléments qui le composent ?

« La force vitale est devenue pour les physiologistes une chose distincte et indépendante, ils lui ont donné une existence propre, ils ont cherché ses lois, et la matière organisée, gouvernée par elle, n'a plus été que le théâtre accidentel de ses manifestations.

« Si nous en croyons cette physiologie, qui a fait école, le principe vital est une essence immatérielle ; et la machine humaine ne serait pas seulement gouvernée par l'âme spirituelle, elle serait encore soumise à l'empire de l'âme animale. Mais aujourd'hui, l'école vitaliste, préoccupée des destinées *posthumes* du principe vital, avoue son embarras et ne continue à lui conserver ses prérogatives que par une suite de l'habitude et d'une conviction instinctive. L'existence du principe vital, comme être ou substance distincte, est une hypothèse insoutenable et inutile, dans la plante ou l'animal, tout aussi bien que dans les autres corps de la nature; l'*idée de force ne saurait être conçue* ISOLÉE et INDÉPENDANTE d'un *substratum* matériel... »

« L'état de vie, dans son expression la plus générale, peut être considéré comme une manifestation de certaines propriétés de la matière soumises à une intermittence d'action; et la force vitale ne peut être conçue que comme une formule laconique, destinée à exprimer dans un seul mot les caractères propres à la matière organisée [1]. »

Nous sommes heureux de l'appui qu'un homme d'un si grand talent apporte à notre doctrine. Qu'il y a loin de ce langage si clair, si net, à celui de la ténébreuse métaphysique qu'on nous oppose!

En résumant les raisonnements du savant auteur que nous venons de citer, il résulte que la vie et l'organisation forment un tout unique, né simultanément, qui ne peut être divisé, qui subsiste pendant un laps de temps variable; et que l'organisa-

[1] J. Béclard, *Traité élémentaire de physiologie humaine*, 3e édit. Paris, 1859.

tion, cessant d'être apte à exercer les actes de la vie, a éprouvé dans sa disposition des changements physiques qui ont produit cette incapacité. Mais cette organisation n'est plus celle qui produisait les actes de la vie, et on a eu le tort de dire que puisque l'organisation pouvait exister sans la vie, la vie pouvait exister sans l'organisation.

L'exposition des conditions qui constituent la vie est loin d'être aussi claire dans les articles consacrés à la définir dans le Dictionnaire de MM. Littré et Robin : « On donne le nom de *vie*, disent ces savants, à la manifestation des propriétés *inhérentes* et spéciales à la substance organisée seulement. »

Ces auteurs disent comme nous. Il n'y a vie que là où il y a organisation, sans doute; mais ils ont le tort d'ajouter : Mais il n'y a pas nécessairement *vie* là où il y a organisation. D'où l'on peut conclure implicitement que ce sont deux êtres séparables. Il fallait ajouter, ainsi que nous venons de le dire, que dans ce cas l'organisation avait cessé d'être dans la condition moléculaire apte à produire les actes vitaux. Un autre reproche que nous adresserons à nos célèbres collègues et amis, c'est qu'il était inutile d'ajouter à leur définition que l'organisme devait pour vivre se trouver dans un milieu propre à entretenir l'existence. Il est trop évident que si l'on plaçait un être vivant dans le feu, un autre dans l'eau, un troisième sous la machine pneumatique, l'exercie des fonctions cesserait bientôt d'avoir lieu. Toutefois, la manière de considérer la vie de ces auteurs distingués nous autorise à les considérer comme des soutiens de la doctrine organiciste. Ils ont trop de véritable savoir pour qu'il en soit autrement. Mais, nous dit-on, vous êtes donc mécanicien? Non, certes nous ne sommes pas mécanicien, comme l'étaient Boerhaave, van Swieten, Borelli, Sauvages et même Haller. Nous ne croyons pas que la machine humaine exécute des actes semblables à ceux d'une machine sortie de la main de l'homme; mais nous croyons que les lois de la physique générale sont modifiées par la structure des organes, et qu'un jour on pourra découvrir la nature de ces influences organisées. Mais alors, vous êtes vitaliste, vous êtes bien forcé d'admettre l'existence de propriétés vitales indépendantes? Oh! certainement non. Nous admettons seulement que l'organisme produit les actes que vous appelez vitaux, parce qu'il est organisé, disposé pour accomplir ces actes. Le foie ne sécrète pas la bile, le rein l'urine, la parotide la salive, etc., parce qu'ils sont doués d'une propriété vitale différente, mais parce qu'ils ont une organisation différente. Nous ne savons pas pourquoi, ni même comment un arrangement moléculaire produit tel acte plutôt que tel autre, nous voyons seulement que la structure de ces organes n'est pas la même, et cela nous suffit.

On s'est fort égayé en nous faisant dire *que la vie n'était rien*, mais on ne comprend pas qu'il existe des esprits assez inintelligents pour regarder, comme une négation de la vie, l'organisation disposée pour agir.

On comprend facilement de quelle importance immense est pour nous cette manière de considérer la vie; elle a pour conséquence une interprétation bien différente de celle qu'on donnait des propriétés dites vitales, puisque faisant dépendre les actes de la vie de la manière dont le corps est organisé, ce ne sont plus des propriétés indépendantes qui exécutent ou font exécuter les actes de l'organisme. Il suit encore de cette manière de considérer la vie que, lorsqu'il existe une lésion fonctionnelle, ce n'est plus dans une propriété indépendante qu'il faut en chercher la raison, mais bien dans l'organe ou quelque partie de l'organe chargés de la fonction. De là encore l'importance du diagnostic local, c'est-à-dire de l'organicisme.

Des propriétés vitales.

La sensibilité et ses divisions admises par Bichat et ses sectateurs, l'irritabilité de Boerhaave et de Haller, la contractilité, etc., sont des attributs de l'innervation.

Les organes cérébraux, spinaux et nerveux, sont organisés de manière à sentir et à imprimer le mouvement, ayant sous leur direction des organes dont la texture est disposée pour recevoir les ordres des centres nerveux. C'est le cerveau qui est impressionné, qui perçoit les excitations déterminées par les agents extérieurs.

Les sens reçoivent l'action des excitants qui leur sont propres : l'œil, la lumière ; l'oreille, les sons ; la peau, le sentiment de froid, de chaud, etc. Ils sont organisés pour transmettre au cerveau ces diverses excitations, et ce n'est pas parce qu'il existe chez eux une propriété vitale appelée *sensibilité* qu'ils éprouvent toutes ces impressions, c'est le cerveau qui les perçoit et qui en a conscience : admirable résultat de la disposition organique.

Ainsi, la sensibilité, la myotilité, l'irritabilité ne sont pas des êtres existants par eux-mêmes et surajoutés aux organes : ils sont le fait même de la disposition anatomique de l'organe. J'en dirai tout autant des prétendues propriétés vitales des viscères de la vie nutritive, si nombreuses, si variées. C'est là le point le plus important de l'organicisme. S'il n'y a pas des propriétés vitales, ou pour mieux dire, si ce qu'on appelle ainsi n'est que l'effet de la disposition organique, ce n'est plus dans la propriété qu'on cherche la cause de son augmentation, de sa diminution, de sa perversion, et même de son abolition, mais dans le tissu même de l'organe qu'on la cherchera et qu'on finira, sans doute, par la trouver, à l'aide des moyens de recherches que la science possède et qu'elle a appelés à son service, tels que : microscope, ophthalmoscope, laryngoscope, polarisateur de Biot, saccharimètre de Soleil, *speculum uteri*, *auris*, *ani*, etc., et de l'analyse chimique des fluides, du sang, des urines, etc., que tous les médecins font aujourd'hui.

Des forces.

Lorsque nous avons admis l'existence des forces que l'on observe chez les différents individus, soit en état de maladie, soit dans l'état de santé, on a pu croire que nous considérions ces forces comme des propriétés vitales, en quelque sorte indépendantes de l'organisation ; c'était certainement là une contradiction flagrante avec nos principes ; et nous ne nous étions pas expliqué suffisamment, sans doute. Aujourd'hui, l'on comprend que le degré de ces forces ne peut dépendre que de l'innervation, source et siége de toute propriété vitale. Les forces de l'individu, à innervation égale, dépendent, sans doute, du développement des organes. La force musculaire, du volume des muscles et de la charpente osseuse; la force respiratoire, circulatoire etc.; du développement des poumons, du cœur, etc., ce sont les instruments exécutants; la force de ces systèmes n'est pas seulement dans cette texture, mais elle est dans la disposition nerveuse. C'est dans cette disposition que se trouve la raison des phénomènes vitaux. On peut donc dire que la source de la vie est dans les centres nerveux.

Donc lorsque nous disons que la vie est le résultat de l'organisation, nous y comprenons nécessairement le système nerveux, que nous considérons comme principal élément des manifestations de la vie. Toute force émane du cerveau et de ses dépendances et s'exerce par des organes, dont l'état plus ou moins normal influe sur l'augmentation, la diminution ou la perversion de ces forces; mais toujours sous l'influence du cerveau.

Ces forces sont incontestablement modifiées aussi par une multitude de causes qui toutes portent leur action sur le système nerveux : l'alimentation en premier lieu; les boissons de diverses natures, alcooliques et autres; les narcotiques, les stupéfiants, beaucoup de substances toxiques; les maladies augmentent, diminuent, altèrent les forces de l'individu en agissant sur les centres nerveux.

Quel est le mode d'action, quelle est la modification organique que ces causes produisent? Nous l'ignorons jusqu'ici.

Tout est mystère, tout est abîme dans le système nerveux!

De l'âme intellectuelle au point de vue de l'organicisme.

L'âme a reçu de nombreuses définitions que nous ne transcrirons pas ici, parce que notre intention n'est pas de traiter de ce sujet, ni sous le rapport psychologique, ni sous le rapport religieux, ni sous le rapport fonctionnel ou physiologique. Notre intention étant seulement de répondre au reproche de *matérialisme* qui nous est adressé à l'occasion de l'organicisme, tout simplement dans la charitable intention de le faire proscrire.

Avant de développer les principes d'organicisme tels que nous les professons, il nous a paru indispensable de répondre à des objections malveillantes qui ont pour véritable but et d'empêcher l'adoption de ces principes, et d'attirer sur l'auteur la haine et le mépris des personnes religieuses, en le faisant passer pour matérialiste et athée : cependant, persuadé que le devoir de tout homme de bien est de respecter les croyances reçues, nous avions pris soin de réfuter ces objections; mais on n'en a tenu compte. Il est bien plus commode, en effet, d'anéantir d'un seul mot toute une doctrine, et du même coup son auteur, que de le combattre avec les armes loyales de la logique et de la science.

Nous enseignons qu'il n'y a dans l'homme, *au point de vue de la médecine*, que des *organes* et des *fonctions;* que les fonctions ne sont que l'exercice des organes, que des effets : on a conclu de là que nous n'admettions pas l'existence de l'âme, et, charitablement, que nous étions matérialiste, athée.

Mais c'est ici que l'excellence de notre cause éclate, car, ainsi qu'on va le voir, il nous sera facile de démontrer que non-seulement l'organicisme n'était nullement ébranlé par l'admission de l'existence de l'âme, mais qu'il en était même fortifié, et qu'à son tour il devenait une nouvelle preuve de cette existence, si cette nouvelle preuve pouvait être nécessaire.

En effet, d'après les théologiens et les philosophes, l'âme est un *esprit pur*, *immatériel*, *immortel;* qu'on fasse bien attention à ces qualités de l'âme : *immatérielle*, *immortelle;*

Si l'âme est immatérielle, il est évident qu'elle ne saurait être altérable; si elle est immatérielle, elle est indécomposable;

Si elle est immatérielle, elle ne peut varier en quantité;

Car si elle était altérable, décomposable, variable, elle ne serait pas *immortelle* : en effet, si elle était altérable, décomposable, elle serait susceptible de maladie :

Et si elle était susceptible de maladie, elle serait susceptible de mort :

De sorte que ceux qui admettent des maladies de l'âme sont des matérialistes, car ils admettent que l'âme peut mourir;

Nous qui n'admettons pas que l'âme puisse être malade, nous sommes donc dans le vrai sens de l'animisme.

Mais s'il n'y a pas de maladie de l'âme, lorsqu'il existe des maladies intellectuelles, du délire, etc., où est le siége du mal? C'est dans l'instrument qui manifeste l'intelligence que réside la lésion; elle ne peut être que là, car l'instrument seul est altérable, décomposable; c'est *dans le cerveau* qu'il faut chercher la cause de ces désordres.

On voit ici comment l'admission de l'existence de l'âme immatérielle, immortelle vient en aide à l'organicisme.

On voit aussi comment l'organicisme force de reconnaître que l'âme est immatérielle, immortelle, car si elle ne l'était pas, l'organicisme tomberait ; si elle ne l'était pas, il n'existerait pas.

On ne saurait trop admirer combien ces doctrines se prêtent un mutuel appui.

Loin donc d'être intéressé à rejeter l'existence de l'âme, l'organicisme trouve dans cette existence même une de ses plus puissantes preuves.

Il n'est plus permis de dire qu'il y a des maladies de l'âme, mais bien qu'il y a des maladies du cerveau, que cet organe est altéré, lésé, modifié d'une manière quelconque, et l'on est nécessairement conduit à chercher, et sans doute un jour à trouver, toutes les causes physiques des maladies intellectuelles dans la pulpe cérébrale ou dans ses annexes.

Qui ne voit tout de suite quel pas immense a fait la science depuis que l'illustre Morgagni disait : « A quoi bon chercher dans le cerveau les lésions qui produisent la folie, puisque c'est un être insaisissable qui est malade ? » Aussi depuis que nous avons professé nos opinions, des esprits très-distingués, tels que MM. Foville, Delaye, Calmeil, Etoc-Demazy, etc., etc., ont-ils découvert des lésions physiques, dans les maladies mentales, qui expliquent de la manière la plus satisfaisante la corrélation des effets avec leur véritable cause. Nul doute qu'en suivant ces errements, la science ne finisse par découvrir tout ce qui pourra tomber sous nos moyens d'investigation.

On conçoit maintenant comment nous avons été conduit à éloigner l'âme immatérielle de notre système de médecine; comment, puisqu'elle ne pouvait être malade, il n'y avait dans l'homme, pour le médecin, *que des organes et des fonctions.*

Mais dire que l'âme est immortelle, immatérielle, qu'elle n'a aucune connexion avec la pathologie; cela veut-il dire qu'on est matérialiste, c'est-à-dire qu'on nie l'existence de l'âme? serait-on plus orthodoxe si l'on disait que l'âme peut être malade et, par conséquent, qu'elle peut mourir? Certainement, non, et ceux-là qui ont ces opinions sont les vrais matérialistes.

Ce serait, en effet, un reproche bien grave si l'on pouvait dire que le système de l'organicisme implique le *matérialisme* et même l'*athéisme.* Mais heureusement que ce reproche n'est pas possible, et qu'il est inacceptable. Comment a-t-on pu l'adresser à une doctrine dont l'intérêt est d'admettre l'existence d'une âme immatérielle? Non-seulement le système que nous soutenons n'entraîne pas le matérialisme, mais il force d'admettre l'existence d'un principe inaltérable, indécomposable, et par cela même immortel. Si ce principe n'était pas inaltérable, l'organicisme cesserait d'exister : car on pourrait admettre alors des lésions de fonctions sans lésions d'organes, des lésions de propriétés vitales, enfin toutes les absurdités que nous combattons. Notre système est donc intéressé à ce que l'âme soit immatérielle, inaltérable, indécomposable.

Je ne veux pas dire que l'âme n'exerce aucune action sur l'organisme, ce serait nier les faits innombrables et irrécusables qui se manifestent incessamment. Nous ne voulons pas refaire ici les traités de l'influence du moral sur le physique, et du physique sur le moral, ces ouvrages sont connus de tout le monde[1]. Mais ce n'est pas cette espèce d'influence dont veulent parler les animistes. Ils veulent dire qu'un être intelligent intervient dans les actions des organes, qu'il dirige leurs fonctions, en d'autres termes, que l'organisme vivant n'agit que par l'autocratie d'un organe pensant. N'admettant pas les prémisses, je ne tiens aucun compte de la distinction que certains auteurs établissent entre l'âme intelligente et l'âme inconsciente chargée de produire les phénomènes *vitaux;* dans notre

[1] Voyez *Traité élémentaire d'hygiène*, tome II, par L. Rostan, 2e édition, 1828.

manière de voir, tous ces phénomènes étant le fait de l'organisation.

Certes, nous devons reconnaître que les actes que nous appelons *organiques* et non *vitaux*, s'accomplissent sous une espèce d'influence intelligente, sans laquelle ils cesseraient d'être. Ainsi, l'estomac exerce une espèce d'éclectisme sur les substances que l'individu ingère; il les sépare, en forme de nouveaux composés, en absorbe une partie, en rejette une autre. Tout cela paraît être le fait du raisonnement.

Le rein sécrète l'urine et non la bile; le foie sécrète la bile, et non la salive. La nutrition répare toutes les parties du corps humain et chacune de ces parties prend dans les matériaux que le sang lui apporte les éléments qui lui conviennent. Est-ce l'âme intelligente qui fait ce choix? Est-ce l'âme qui fait que le cerveau fait du cerveau avec ces mêmes matériaux? Est-ce l'âme qui fait que le rein fait du rein, le poumon du poumon, des glandes salivaires, des glandes de même nature, etc. Évidemment non, poser une semblable question, c'est la résoudre. Quelle est donc la puissance qui opère ces merveilles? Nous n'hésitons pas à le dire, c'est l'organisation. L'organisation, œuvre sublime du Créateur, qui, en la formant, lui a donné le pouvoir de vivre, de se développer, de se perpétuer et de résister aux causes de destruction. Le Créateur a construit les organes pour cette fin, il a dû le faire sous peine de voir périr son ouvrage, et pour cela il leur a donné une structure capable d'atteindre ce but, et non une propriété vitale indépendante de cette structure.

L'influence de l'âme sur le corps humain est, sans contredit, manifeste dans l'action des passions sur le physique et *vice versa*.

Nous n'avons aucun intérêt à le taire, mais pour expliquer cette influence, nous n'avons qu'à examiner ce qui se passe dans les mouvements volontaires et même involontaires : nous connaissons les relations innombrables que, par ses ramifications nerveuses, le cerveau envoie dans toutes les régions du corps, et que par d'autres communications il reçoit de ces mêmes régions.

Nous savons aussi que l'âme modifie l'organe de ses manifestations et que celui-ci est à son tour modifié par ses impressions. Faut-il autre chose pour se rendre compte de ces actions réciproques?

Examinons quelques-unes des actions que l'âme, par l'intermède du cerveau, exerce sur le corps humain. Voyons l'influence de la volonté. Mais disons tout de suite que cela ne détruit en rien l'immatérialité de l'âme, et ne la rend pas susceptible d'altérations, de maladies; et, par conséquent, ne la place pas dans les conditions des organes matériels; elle n'en reste pas moins complétement étrangère à nos considérations, à nos études organicistes. Il est seulement difficile de comprendre par quel mécanisme un être immatériel exerce une action sur un organe matériel; mais il faudra nous résoudre à ignorer ce mode d'action, tant qu'on n'aura pas prouvé que la volonté elle-même est matérielle. Ce qui me paraît impossible.

La volonté est la faculté de l'âme la plus subtile, la plus *insubstancielle*, et c'est elle qui, au moyen des organes, met en action toutes les parties mobiles du corps humain!

L'âme exerce, en effet, sur le corps une action incontestable dans l'état physiologique. Cette action qui se renouvelle incessamment, n'a pas assez attiré l'attention des philosophes. La voici : un individu, je suppose, veut donner un coup de poing; sa volonté, la plus subtile, la plus immatérielle des facultés intellectuelles, imprime au cerveau une *modification* qui le fait agir, qui fait agir l'innervation, celle-ci détermine la contraction des muscles et de là le mouvement qui va produire le coup que l'individu veut porter. Certes, voilà bien un acte physique produit par la volonté, c'est-à-dire par la faculté la plus immatérielle de l'âme. L'action de l'âme sur le corps est ici irrécusable, *mais l'acte ne s'accomplit que par une modification organique.* Sans cette modification, l'acte n'aurait pas lieu ; si cette modification persistait, l'acte aurait toujours lieu. Il est donc nécessaire aussi que cette modification soit passagère.

Dans les considérations que nous venons d'exposer, on vient de voir l'énoncé des idées qui font la base de notre doctrine. Ces idées vont être reproduites dans les chapitres suivants, avec les développements qui peuvent leur servir de preuves et d'éclaircissement.

Mais on a déjà compris la merveilleuse application de ces principes. On a déjà pu voir la conséquence de l'admission d'une âme inaltérable avec la doctrine de l'organicisme; nous avons fait voir que s'il survient quelque dérangement dans les actes de l'âme, c'est dans l'instrument de ces manifestations, c'est-à-dire *dans le cerveau* qu'il faut en chercher la cause, et non dans un esprit insaisissable et surtout *inaltérable,* ce qui serait absurde : Vous voyez donc bien que l'existence d'une âme fortifie le dogme de l'organicisme, et que nous sommes intéressé à le soutenir. Ce serait aller contre le but de notre doctrine que de ne pas admettre l'existence d'une âme immatérielle, d'un esprit pur, inaltérable, immortel; cette croyance appuie le dogme de l'organicisme; elle force le médecin à chercher le siége de la maladie dans le cerveau; elle pousse au progrès de l'anatomie pathologique, elle encourage les recherches et s'oppose à l'abstention conseillée même par Morgagni.

L'organicisme sert de base à notre enseignement clinique, — car il faut une théorie même en clinique. — Les principes qui nous servent de guide nous semblent satisfaire à toutes les exigences; car, en même temps que ces principes rattachent à un même lien tous les détails de la science, qu'ils leur donnent le même point de départ et le même but, ils poussent, par une conséquence logique, irrésistible, à cette recherche des faits particuliers, causes bien véritables de nos progrès récents.

Les principes d'organicisme sont les promoteurs les plus puissants des découvertes de détail. Un grand nombre d'entre elles, comme on le verra bientôt, ont été le résultat nécessaire de l'adoption de ces principes; elles en ont été la conséquence pour ainsi dire forcée, et c'est avec raison qu'ils peuvent être considérés comme la cause des progrès à venir de la médecine.

Propositions qui résument l'organicisme.

1° Médicalement, pathologiquement, il n'existe dans l'homme que des organes et des fonctions.

2° Les fonctions ne sont que les organes en exercice, elles ne sont que des effets.

3° Les organes, dans certaines conditions de forme, de volume, de consistance, de couleur, de texture, de composition intime, etc., sont dans l'état normal et exercent des fonctions normales : *c'est l'état de santé.*

4° Les organes, dans d'autres conditions de forme, de volume, de consistance, de couleur, de texture, de composition, etc., sont dans l'état anormal et exercent des fonctions anormales : *c'est l'état de maladie.*

Organes sains, fonctions saines; organes malades, fonctions malades; voilà la base de la médecine.

5° Mais les organes peuvent être malades de beaucoup de manières;

La nature des maladies est très-variée; il existe des maladies *simples*, des maladies *spéciales*, des maladies *spécifiques*.

6° Les fluides, qui sont ou des effets d'organes,

ou des éléments d'organes, peuvent être malades;

Ils peuvent l'être primitivement ou secondairement.

7° Tous les organes peuvent être primitivement malades.

8° Enfin, la différence des forces dans les individus a paru jouer un si grand rôle dans les maladies, et influencer à un tel point leur thérapeutique, que nous avons cru devoir en faire une proposition à part, et les considérer comme dépendantes de la disposition de l'organisme, et du système nerveux.

Il est inutile d'ajouter que de tout ce qui précède, on doit conclure que le traitement des maladies doit être infiniment varié.

Ces explications préalables une fois données, revenons à la proposition fondamentale de notre doctrine médicale : *Les fonctions ne sont qu'une conséquence d'une disposition organique.* Les organes sont disposés pour agir, ils agissent, voilà la fonction. Les fonctions ne peuvent précéder les organes, parce qu'un effet ne peut précéder sa cause; elles ne peuvent exister sans eux, parce qu'une action ne peut exister sans agent, un mouvement sans corps qui se meut. Les fonctions sont donc sous la dépendance des organes. La digestion ne peut exister sans organes digérants; la respiration, sans organes respirants; la circulation, sans organes circulatoires; la vision, l'audition, et l'olfaction, sans organes visuels, auditifs, olfactifs, etc. Ainsi, les organes sont la condition indispensable des fonctions.

Comme il n'existe que des organes et des fonctions, et que celles-ci sont sous la dépendance des organes, il s'ensuit rigoureusement que toutes les fois qu'une fonction est altérée d'une certaine façon, il doit y avoir altération dans un organe ou dans une des parties constituantes de cet organe, y compris les fluides.

Cette altération de l'organe est *profonde* ou *légère*, *primitive* ou *consécutive*, *persistante* ou *fugitive*, *sensible* ou *insensible* à nos moyens d'investigation: mais elle est nécessaire, inévitable; quelle qu'elle soit, connue ou inconnue, il faut qu'elle existe, car rien n'arrive pour rien.

La proposition réciproque est tout aussi rigoureuse; c'est-à-dire lorsqu'il y a altération d'organes, il y a aussi altération de fonctions. Cependant ces propositions souffrent en apparence, dans la nature, de nombreuses exceptions.

Il est des cas où il n'existe nul rapport entre les lésions organiques et les lésions symptomatiques; ainsi :

Les symptômes sont prononcés, et la lésion anatomique légère ;

Les symptômes sont légers, la lésion très-profonde et très-étendue;

Les symptômes sont très-prononcés, et après la mort il n'existe pas de lésion organique ;

La lésion organique est très-prononcée , et il n'a pas existé de symptômes pendant la vie, etc.;

Les symptômes sont différents, la lésion organique est la même ;

Les symptômes sont les mêmes, et la lésion organique est différente.

Ces exceptions ne peuvent prouver que notre ignorance : elles prouvent que la science n'est pas encore assez avancée pour expliquer ces anomalies, mais elles ne peuvent pas prouver que les fonctions ne sont pas les effets des organes. De ce que nous ne pouvons pas les expliquer, est-ce une raison pour admettre l'existence d'êtres que rien ne démontre, et pour rejeter des principes logiquement irrécusables ?

D'ailleurs, la nature ne peut-elle pas avoir, pour remplir une fonction, des ressources qui nous sont encore inconnues ? Un organe double ne peut-il pas continuer à fonctionner quand l'une des deux moitiés est altérée ? Le mode plus ou moins rapide de développement de la lésion ne rend-il pas compte bien souvent du trouble plus ou moins prononcé de la fonction, etc.? Enfin toutes ces anomalies peuvent-elles jamais faire conclure que ce ne sont pas les organes qui sont chargés des fonctions? Ce sont donc simplement des faits mal connus, mal appréciés, mal observés, et que des études ultérieures finiront sans doute par éclairer. De ce qu'on ne trouve rien après la mort, est-on en droit de conclure qu'il n'existe rien? N'est-il pas plus sage d'admettre ou que la lésion n'est pas de nature à tomber sous nos sens, ou qu'elle a disparu après la mort, comme la rougeur érysipélateuse, par exemple? Nous reviendrons plus bas sur cette objection.

Mais la vie, mais les propriétés vitales ne sont donc rien? et ces *principes* de toute organisation ne jouent donc aucun rôle dans l'organisme? Le principe vital, les forces vitales, ne peuvent donc pas être altérés? Nous voilà à la plus puissante des objections que l'on ait adressées à notre système. Voyons comment on peut la réfuter.

Qu'est-ce que la vie? La vie n'est que l'ensemble. la série des fonctions : c'est ainsi que l'ont définie les physiologistes les plus récents. S'il en est ainsi, les fonctions ne pouvant précéder les organes, exister sans eux, il est absurde de dire que la vie peut précéder l'organisation. Au contraire, l'organisation est la condition nécessaire de la vie ; il ne peut y avoir vie là où il n'y a pas organisation. Mais, dit-on, les organes existent sans la vie ; ce sont donc deux choses différentes, puisqu'elles peuvent exister l'une sans l'autre, puisqu'elles peuvent se séparer. Mais ce n'est ici qu'un vice de raisonnement : il n'y a point de séparation puisqu'il n'y a pas deux choses ; mais l'organisation cesse d'être apte à se mouvoir par une modification arrivée à quelqu'une de ses parties. C'est exactement comme si l'on disait que le mouvement d'une pendule est indépendant de la pendule, puisque celle-ci peut exister sans mouvement. — *La vie n'est autre chose que la disposition organique nécessaire au mouvement.* Nous recevons cette disposition en naissant. La machine est alors montée ; elle marche jusqu'à ce qu'elle s'altère d'une manière naturelle ou accidentelle. Lorsqu'un corps organisé existe sans la vie, c'est que la disposition organique, nécessaire à l'exercice des fonctions, a subi quelque dérangement.

Ainsi la vie n'est pas un être à part, existant par lui-même, comme l'électricité, le calorique, etc., qui se surajoute aux corps organisés, qui les imprègne, les pénètre et enfin les anime ; elle n'est que le résultat de l'arrangement moléculaire. N'est-il pas vrai qu'il n'y a *vie* que là où il y a organisation? La comparaison avec l'électricité est-elle soutenable, lorsqu'on voit celle-ci partout répandue, partout rendue sensible à nos sens par des étincelles, des attractions et des répulsions, et qu'on peut toujours l'accumuler où l'on veut? Mais la vie, où l'a-t-on vue ailleurs que dans les êtres organisés?

Dès le premier instant de la conception, l'embryon reçoit, avec son *organisation*, la *nécessité* de son évolution ultérieure, comme le grain de blé ou le gland. L'horloge, une fois montée, parcourt ses phases pendant un temps déterminé, huit jours, quinze jours, un mois, suivant sa disposition *organique*, c'est-à dire suivant l'arrangement de ses ressorts.

Mais, objecte-t-on, vous reconnaissez donc un *nisus formativus*, préexistant à l'organisation ; car encore faut-il bien qu'il y ait eu une cause, quelle qu'elle soit, à cette organisation? Et s'il y a eu un *nisus formativus* que vous ne voyez pas plus que la vie, pourquoi ne pas admettre que, surajouté à l'organisation, ce principe est la cause de tous les phénomènes vitaux?

On ne saurait trop admirer les points de contact qu'ont entre elles la médecine et la philosophie! Tout à l'heure c'était la question de l'âme impliquée dans l'organicisme, maintenant c'est celle de la création. — Eh bien! de même que l'organicisme se trouve fortifié par l'admission de l'existence de l'âme, et qu'à son tour il oblige à admettre cette existence, de même l'existence d'une cause première qui a créé, formé tous les êtres de l'univers, n'apporte aucune objection à ce système et le fortifie.

Sans doute l'univers n'étant qu'un effet, cet effet doit avoir une cause.

Dire qu'il a toujours existé n'est guère plus intelligible que de dire qu'il a été créé.

Il est aussi difficile de comprendre qu'il a toujours été, qu'il est éternel, qu'il n'a jamais eu de commencement, que d'admettre l'existence d'un Être tout-puissant qui a tout fait, tout créé.

Seulement on ajoute ici la difficulté de la création ; mais, en vérité, cette difficulté n'est rien quand on a admis un Être omnipotent.

Eh bien! cet Être tout-puissant a créé l'homme comme les autres êtres organisés : *c'est l'horloger qui a construit l'horloge et en la montant lui a donné le pouvoir de parcourir des phases successives, de marquer les heures, les minutes, les secondes, les époques de la lune, les mois de l'année, tout cela pendant un temps plus ou moins long*. Mais ce pouvoir n'est autre que celui qui résulte de sa structure; ce n'est pas une *propriété à part*, une *qualité surajoutée*, c'est la machine montée [1].

[1] Nous avons été charmé d'entendre dans ces derniers temps,

Ainsi, de même que la machine montée implique l'existence d'un ouvrier, mais non la communication d'une force particulière, de même l'admirable machine de l'univers, en forçant à reconaître l'existence d'une sublime et toute-puissante intelligence, ne force pas d'admettre dans l'homme, une fois organisé, autre chose que cette organisation.

Nous prenons donc l'homme une fois créé. Il n'appartient nullement au médecin de remonter plus haut, il n'en a nul besoin ; c'est à l'organisation seule, une fois accomplie, qu'il a affaire.

Ainsi l'homme, une fois créé, est un ensemble d'organes disposés pour agir pendant un certain laps de temps, et cette faculté d'agir résulte fatalement de cette *disposition organique.*

D'où il suit rigoureusement que l'état de santé et l'état de maladie ne peuvent être que le résultat de la manière d'être de cette organisation ; et que c'est cette *manière d'être* qui doit être le *but*, la *fin* de toute étude, de toute science médicale.

C'est donc à connaître cette organisation dans l'état normal et dans l'état de maladie, et les causes

notre brillant collègue, M. le professeur Trousseau, qui non-seulement n'est pas organicien, mais qui les déteste, à ce qu'il dit, nous emprunter ces comparaisons qui, d'ailleurs, ne sont pas neuves.

qui la modifient, soit pour la rendre malade, afin de les éviter, soit pour la ramener à l'état de santé, afin de les employer à cet usage, que le médecin doit diriger tous ses efforts.

Mais, réplique-t-on encore, la vie est autre chose que la matière en mouvement, puisqu'un grain de blé immobile, sans mouvement aucun, est cependant doué de la vie ; elle est autre chose aussi que l'organisation, puisque l'on ne voit pas de différence entre le grain de blé bon à germer et celui qui ne l'est pas ; un œuf n'est doué non plus d'aucun mouvement, et cependant il est bien doué de la vie ; de plus, on ne voit aucune différence entre un œuf fécondé et celui qui ne l'est pas.

Ces objections ne sont que spécieuses ; elles n'autorisent en aucune manière à admettre que la vie est autre chose que l'organisation. Si le grain de blé ne se meut pas, si l'œuf ne se meut pas, c'est que leur organisation ne les rend pas aptes à se mouvoir ; ils n'ont, ils ne peuvent avoir que le mouvement que comporte leur arrangement moléculaire, et ceci est encore un argument en faveur de l'organicisme. — Et cependant ils vivent, — et sans doute, à l'état rudimentaire, comme l'embryon humain dans les premiers jours de la fécondation. — Mais les sens ne font apercevoir aucune différence entre le grain de blé mort et le grain de blé vivant ; et vous en concluez qu'il n'y en a pas ; ici vous devriez seulement conclure que vous n'en trouvez pas, et si vos moyens physiques et chimiques ne vous font apercevoir aucune différence, n'en accusez que leur imperfection et leur insuffisance. Sans doute, il serait préférable de démontrer cette différence ; mais de ce que, dans l'état actuel des sciences, on ne peut pas la démontrer, on n'est pas autorisé à la nier.

Mais, dit-on encore, que sont donc les propriétés vitales ? — D'après ce qui précède, il est facile de prévoir la réponse à cette question : toutefois, elle est d'une telle importance, elle joue un si grand rôle dans le système de l'organicisme, que nous devons la traiter avec une certaine étendue, quoi que nous ayons dit déjà.

Faisons d'abord connaître sommairement les opinions des physiologistes modernes sur les propriétés vitales.

Est-il bien vrai qu'ils en aient admis l'existence comme cause, comme principe de la vie et de l'organisation et non comme effets, comme résultat, suite de cette organisation ? Et s'il est bien reconnu que telle a été la pensée des physiologistes, n'ont-ils pas pris l'effet pour la cause ? Cette méprise ne les a-t-elle pas conduits aux conséquences les plus désastreuses ?

On sait que les médecins anciens ne cherchèrent pas à ramener à des lois générales les phénomènes de la vie ; leurs théories, quoique nombreuses, n'eurent jamais les lois vitales pour objet ; on ne trouve dans aucun d'eux des traces de ce que l'on a appelé depuis *forces vitales*. Il faut arriver jusqu'au XVIIe siècle, au moment où Stahl parut, pour en voir la première idée; car l'*archée* de van Helmont ne mérite pas d'en être considérée comme l'origine [1]. Stahl, frappé de la discordance des lois physiques avec les fonctions des animaux, considéra celles-ci comme indépendantes des premières, et en chercha la différence dans l'âme rationnelle ; il en fit une espèce d'autocrate qui gouvernait l'organisme et présidait avec discernement à sa conservation. Il reconnut ainsi un principe unique auquel il rapporta tous les phénomènes vitaux. Mais Stahl n'avait encore fait que le premier pas vers la découverte des propriétés vitales. Haller s'occupa d'une manière plus spéciale de la *sensibilité* et de la *contractilité*.

Barthez donna le nom de *principe vital*, et Chaus-

[1] PARACELSE (Pierre-Auréole-Théophraste), dont le véritable nom était *Bombast de Hohenheim*, naquit en 1493 et mourut en 1541; HELMONT (Jean-Baptiste DE), naquit en 1577 et mourut en 1644; STAHL (Georges-Ernest), naquit en 1660 et mourut en 1734.

sier celui de *force vitale*, à cette cause supposée des actes vitaux.

Mais c'est véritablement à Bichat que l'on doit la création des *propriétés vitales*, c'est dans ses écrits et dans ceux de ses successeurs que l'on trouve les travaux les plus étendus sur ce sujet.

Justement frappé de la grandeur de la découverte de Newton, admirant les résultats immenses que les sciences physiques retiraient d'un certain nombre de lois auxquelles on pouvait rapporter tous les phénomènes de la nature anorganique, étonné de la précision, de la clarté, de l'invariabilité de ces lois, Bichat ambitionna la gloire du mathématicien anglais et voulut faire pour les sciences physiologiques ce qu'il avait fait pour les sciences physiques.

Sans discuter d'abord si les lois physiques étaient des propriétés inhérentes à la matière anorganique, ou bien si, indépendantes de ces corps, elles les précédaient et devaient être considérées comme la cause de leur existence, il admit *a priori* cette dernière hypothèse. Il regarda la gravitation, les affinités, etc., comme des forces, des principes, des causes enfin de tous les phénomènes physiques. Il ne vit pas que ces lois n'étaient établies que comme des hypothèses, des abstractions, des formules enfin pour la commodité du langage; il les prit pour des réalités, parce que les physiciens les regardaient comme des causes dans leur langage de convention. Or, voici comment Bichat étend ces doctrines aux sciences physiologiques.

« Les différences, dit-il, qui distinguent les sciences physiologiques et physiques dérivent essentiellement de celles existantes *entre les propriétés qui président* aux phénomènes qui sont l'objet de chaque classe de sciences. Telle est, en effet, l'immense influence de ces propriétés, qu'elles sont le principe de tous ces phénomènes[1] ; » de même que les propriétés des corps anorganiques sont la cause de tous les phénomènes physiques, « de même les *propriétés vitales sont constamment le mobile premier auquel il faut remonter*, quels que soient les phénomènes respiratoires, digestifs, sécrétoires, inflammatoires, fébriles, etc., que vous étudiez. Ces propriétés sont tellement inhérentes aux uns et aux autres, aux corps organiques et anorganiques, qu'on ne peut concevoir ces corps sans elles ; elles en sont l'*essence* et l'attribut. Exister et en jouir sont deux choses inséparables pour eux. Supposez qu'ils en soient tout à coup privés, à l'instant tous les phénomènes de la nature cessent, et la *matière*

[1] Xav. Bichat, *Anatomie générale*, tome I, page 39, édition de 1812.

seule existe. Le chaos n'était que la matière sans propriétés [1]. »

Bichat ayant admis une fois que les phénomènes de la vie dépendaient de propriétés particulières qui pénétraient les corps organisés, chercha quelles étaient ces propriétés, quels étaient leurs caractères propres; il admit que tous les actes vitaux pouvaient se rapporter à la *sensibilité* et à la *contractilité,* dont il admit de nombreuses divisions.

La nature, dit-il, doua chaque portion de végétal de la *faculté* de sentir l'impression des fluides avec lesquels ses fibres sont en contact, et de réagir sur eux d'une manière insensible pour en favoriser le cours. J'appelle ces deux facultés, l'une *sensibilité organique* et l'autre *contractilité insensible.* Ces deux propriétés *président* non-seulement à la circulation végétale, qui répond à peu près à celle de la circulation capillaire des animaux, mais encore aux sécrétions, aux absorptions, aux exhalations des végétaux. Remarquez, en effet, que *ces corps n'ont que des fonctions relatives à leurs propriétés*, que tous les phénomènes qui, dans les animaux, *dérivent des propriétés qu'ils ont de plus que les végétaux,* comme la grande circulation, la digestion, pour lesquelles il faut la *contractilité organique sensible;*

[1] Xav. Bichat, loc. cit., page 37.

les sensations pour lesquelles il faut la *sensibilité animale;* la locomotion, la voix, etc., pour lesquelles est nécessaire la *contractilité animale;* remarquez, dis-je, que ces fonctions sont essentiellement étrangères aux végétaux, *puisqu'ils n'ont point les propriétés vitales pour les mettre en jeu.*

« Si nous passons des végétaux aux animaux, nous voyons les derniers de ceux-ci, les zoophytes, recevoir dans un sac qui se vide alternativement, les aliments qui doivent les nourrir, commencer à joindre la *contractilité organique sensible* ou l'*irritabilité* aux propriétés précédentes qu'ils partagent avec les végétaux; commencer, *par conséquent,* à exécuter des fonctions différentes, la digestion en particulier.

« Si nous nous élevons dans l'échelle des êtres organisés, des relations s'établissent avec les objets qui les entourent. La vie animale commence à se déployer dans les vers, les insectes, les mollusques ; les sensations et la locomotion se développent ; *alors les propriétés vitales nécessaires à l'exercice de ces nouvelles fonctions sont ajoutées aux précédentes.* La *sensibilité animale* et la *contractilité animale,* obscures d'abord dans les dernières espèces, se perfectionnent d'autant plus qu'on s'approche des quadrupèdes : aussi les sensations et la locomotion deviennent-elles toujours plus étenducs. La *contractilité organique* s'agrandit aussi, et à proportion la *digestion*, la *circulation des gros vaisseaux,* etc., auxquelles *elle préside,* prennent un développement toujours croissant.

« Si nous voulions suivre strictement l'immense série des corps vivants, nous verrions les propriétés vitales augmenter graduellement en nombre et en énergie, de la dernière des plantes au premier des animaux, à l'homme; nous verrions les dernières plantes obéir aux propriétés physiques et vitales, toutes les plantes n'obéir qu'à celles-ci, qui, pour elles, se composent de la *contractilité insensible* et de la *sensibilité organique;* les derniers des animaux commencer à ajouter à ces propriétés la *contractilité organique sensible;* puis la *sensibilité* et la *contractilité animales*, allant toujours en s'étendant davantage. »

Pour appuyer sa doctrine, Bichat établit un parallèle entre les propriétés vitales et les propriétés physiques. Il établit que l'intervalle immense qui les sépare naît de celui qui existe entre les lois qui régissent les unes et les autres [1].

Les lois physiques sont constantes et invariables; les propriétés vitales s'élèvent, s'abaissent et s'altèrent; elles ne sont presque jamais les mêmes.

[1] Bichat, loc. cit., page 53.

Les premières sont régulières, calculables ;

Les secondes sont soumises à une foule de variétés; elles échappent à toute espèce de calcul.

Il y a deux choses dans les phénomènes de la vie : 1° l'état de santé ; 2° puis celui de la maladie : de là deux sciences distinctes. L'histoire des phénomènes dans lesquels les *forces vitales ont leur type naturel* nous mène, comme conséquence, à celle des phénomènes où *ces forces sont altérées*. Or, dans les sciences physiques, il n'y a que la première histoire, jamais la seconde. Il est de la nature des propriétés vitales de s'épuiser ; le temps les use dans le même corps. Exaltées dans le premier âge, restées comme stationnaires dans l'âge adulte, elles s'affaiblissent et deviennent nulles dans les derniers temps. Il est dans l'essence de ces propriétés de n'animer la matière que pendant un temps déterminé : de là les limites nécessaires de la vie. Au contraire, constamment inhérentes à la matière, les propriétés physiques ne l'abandonnent jamais.

De ces considérations et de bien d'autres encore, Bichat conclut que les êtres organiques sont régis par les lois différentes de celles qui président aux corps anorganiques; qu'on ne saurait les confondre sans embarrasser la science.

Malgré nos efforts, les opinions de Bichat règnent encore, quoique modifiées ou même ébranlées, parmi les médecins. Nous allons transcrire quelques passages d'ouvrages récents qui le prouvent, et qui font sentir la nécessité toujours renaissante de les combattre :

« Un autre vice du langage, dit Rullier, trop commun et non moins grave, parce qu'il fait confondre des objets fort différents, est d'étendre le nom simple de *propriétés*[1], qui n'entraîne avec lui aucune idée de *puissance* ou d'action, à la désignation des *forces vitales qui pénètrent les corps et qui les animent*. Nous pouvons remarquer, comme étant propre à confirmer cette réflexion, que c'est, en effet, sous la dénomination de *forces*, et non sous celle de *propriétés des corps*, que les physiciens ont traité de la pesanteur, de la gravitation, de l'affinité, de la cohésion, de l'élasticité, etc., et que les physiologistes, *rigoureux dans leur langage*, ont rangé par analogie les diverses sources des phénomènes organiques, nommées des noms de *motilité*, *sensibilité*, *affinité* ou combinaison vitale. Nous pensons, dès lors, que la dénomination de *propriétés vitales*, si communément employée par les modernes pour désigner avec Bichat les forces de l'organisme

[1] *Dictionnaire de médecine* en 21 volumes, article PROPRIÉTÉ, 1827.

vivant, est vicieuse et ne peut être conservée, attendu qu'elle ne donne pas une idée convenable de la *puissance* ou du *principe actif* qu'elle doit exprimer. »

Comme Bichat, l'auteur établit aussi [1] que les corps organisés se distinguent des corps anorganiques par des propriétés particulières. « Il est impossible à quiconque se livre sans préjugés et sans idées préconçues, dans les sciences physiques, à l'observation attentive et suivie des phénomènes de la vie, de méconnaître en eux des différences tellement caractéristiques de tous les faits physiques avec lesquels on les compare, qu'on ne puisse pas s'élever à leur égard à l'idée de *forces propres*, pénétrant tout ce qui a vie et déterminant essentiellement la série des fonctions qui les constituent et les maintiennent tels qu'ils sont au milieu de tout ce qui les environne.

« Est-il possible, en effet, de rattacher à rien de ce qu'on connaît au delà de l'organisme la classe entière des *impressions* avec ou sans conscience, la *sympathie*, la *force morale* enfin, d'où découle la série des phénomènes intellectuels et affectifs?

« L'admission des *forces vitales*, quoique restreinte pour chacune dans les bornes rigoureuses que pres-

[1] *Dictionnaire de médecine* en 21 volumes, article FORCE.

crivent les faits, paraîtra peut-être encore à quelques esprits par trop positifs, et qui n'admettent que ce qu'ils voient, une espèce de superfluité; quelques écrits récents, d'ailleurs très-estimables sous une foule de rapports, sont entachés de ce scepticisme outré. Leurs auteurs proclament sans raison, parce que leur langage y est absolu, qu'il n'existe pas de forces; que les médecins physiologistes, en s'élevant au-dessus des phénomènes palpables déduits de la structure matérielle des organes, se sont égarés sans but et sans utilité dans le champ de la métaphysique, et que leurs abstractions réalisées et comme personnifiées ont eu l'inconvénient d'introduire dans le domaine de la science une foule de principes, d'esprits ou d'êtres de raison qui n'ont aucune existence réelle.

« La théorie des forces subsistera comme un fait du premier ordre, auquel se rapportent les actes secondaires et divers de l'économie vivante, jusqu'à ce que les *organiciens* exclusifs aient fait jaillir, de la simple distinction des organes entre eux, de leurs éléments matériels, celluleux, vasculaires et nerveux, de leur contexture, quelques raisons satisfaisantes ou même plausibles de ce qui les rend *impressionnables*, avec ou sans perception, de ce qui les rend mobiles par allongement, par raccourcissement, et de ce qui peut enfin produire en eux toutes ces *combinaisons spéciales* qui en déterminent la cohésion en même temps qu'elles en changent incessamment l'état et la composition intime. Au moment de la mort, tous les organes existent incontestablement; ils se trouvent assez souvent, pour l'anatomiste le plus exercé, *sans lésions appréciables*. Qu'ont-ils donc perdu pour être si différents d'eux-mêmes? Nous répondrons sans hésiter : *Les propriétés actives ou les forces qui les ont animés.* »

Ainsi, d'après les citations de ces passages, que nous avons exprès choisis parmi les plus probants, il est bien établi, bien reconnu qu'il existe dans l'organisme vivant *un être à part qu'on peut en séparer, qui l'anime, lui donne la vie et préside à tous ses actes*. Il n'est pas besoin d'y ajouter la *chimie vivante* de Broussais.

Nous sommes obligé de prendre toutes ces précautions, parce qu'après avoir réfuté ce système, il est arrivé maintes fois qu'on est venu nous dire que personne ne pensait cela, que Bichat n'en avait jamais dit un mot; que jamais il n'avait avancé que les propriétés vitales fussent la cause, le principe de l'organisation, une essence et un principe à part, existant par lui-même, et nullement l'effet de l'organisation. Nous avons donc cru devoir donner de l'existence des propriétés vitales les plus fortes preuves que nous ayons pu réunir. Et d'abord, voyons si les forces établies par les physiciens sont véritablement des êtres existants par eux-mêmes, indépendants de la matière qui en est douée, pouvant exister sans elle? Voyons si quelqu'un les a vues dans cet état, où, quand, et comment.

Prenons pour exemple la première d'entre elles, la plus belle conception du génie humain, la *gravitation universelle,* au moyen de laquelle les Newton, les Laplace, et leurs dignes émules, expliquent le mécanisme de l'univers. Qu'est-ce que la gravitation, sinon l'action de corps qui s'attirent? La gravitation existe-t-elle là où il n'y a pas de corps pour graviter? qui l'a vue, qui l'a démontrée? où est-elle? Pour calculer les lois de la gravitation, n'a-t-il pas fallu d'abord voir graviter des corps? Si la gravitation ne peut exister sans ces corps, n'est-il pas évident que cette gravitation n'est autre chose qu'une *propriété* de ces corps, propriété inhérente et dépendante de leur disposition intime?

L'affinité chimique, les attractions moléculaires existent-elles sans les corps, sans les molécules qui s'attirent? sont-elles indépendantes de ces corps, en dehors d'eux? Mais où les a-t-on vues? qui en démontre l'existence ainsi séparée? Elles ne sont donc encore qu'une manière d'être des corps.

L'élasticité, quelle est-elle, sinon la manière

d'être d'un corps qui quitte et reprend sa première figure ? L'élasticité existe-t-elle sans le corps élastique ? qui l'a vue ? où est-elle ? quelle est-elle ? N'est-elle pas simplement une manière de parler pour signifier que les corps quittent et reprennent leur forme première dans certaines circonstances?

Enfin, toutes les prétendues forces peuvent-elles exister sans les corps qui les possèdent ? Toute la question est là-dedans.

Il vaudrait autant qu'on fît des propriétés du volume, de la forme des corps, puisqu'enfin on peut se représenter un volume ou une forme, par exemple, ronde ou angulaire, sans corps actuellement sous les yeux ; mais qui ne voit que ce ne sont là que des attributs de la matière ?

Mais si les propriétés des corps ne sont que le résultat de leur composition intime, il est évident que les différences qui existent entre ces propriétés ne sauraient dépendre que de leur arragement moléculaire.

Si l'acier est plus élastique que le marbre, a plus d'*élasticité* que lui, qui ne voit sur-le-champ que c'est parce qu'il est autrement composé ?

Que si le marbre est plus élastique que le bois, celui-ci plus que l'eau, qui ne reconnaît à l'instant que c'est parce que ces corps n'ont pas la même composition ? Et d'où viennent ces différences d'élasticité, de cohésion, d'affinités, de pesanteur, sinon de la différence de structure, de disposition moléculaire, de composition de chacun de ces corps? Toutes ces propriétés physiques sont constamment en rapport avec la constitution de chacun de ces corps : pourquoi donc admettre qu'elles soient autre chose que le résultat de cette constitution? L'élasticité, l'attraction, l'affinité, la cohésion, encore une fois, existent-elles indépendamment des corps? Non, sans doute; elles sont inhérentes à ces corps, ne sont rien, par elles-mêmes, que des produits de notre esprit.

Ainsi, lorsque Bichat fonda l'existence des propriétés vitales sur le rapprochement qu'il fit avec les forces que les physiciens avaient admises, il aurait dû examiner si les physiciens avaient réellement admis l'existence de forces indépendantes des corps, ou si ce n'était de leur part qu'une formule, qu'une hypothèse créée pour faciliter leurs études en simplifiant leur langage scientifique.

Il n'existe donc pas de propriétés en dehors des corps, qui puissent s'ajouter à ces corps. Le calorique, l'électricité, qui se surajoutent aux corps, et qui existent par eux-mêmes, sont eux-mêmes de véritables corps, doués de leurs propriétés particulières, et qui modifient les propriétés des autres corps.

Nous avons vu que Bichat établissait une différence immense entre les lois physiques qui président aux corps anorganiques et les *propriétés vitales* qui *président* aux corps organisés. Mais qui ne voit tout d'abord que ces différences se déduisent rigoureusement de la différence de composition ? Pourquoi ne pas attribuer à cette différence de composition qui tombe sous nos sens, la différence des propriétés dont ils jouissent ?

Que si les lois physiques sont plus simples que les *lois vitales*, qui ne voit d'abord que les êtres anorganiques, étant d'une composition plus simple, ne doivent aussi produire que des phénomènes moins compliqués ?

Que si ces lois sont invariables, qui ne voit d'abord que, leur composition simple ne les exposant à aucune altération, ces lois ne sauraient varier ?

Que si les lois physiques sont éternelles, qui ne voit d'abord que les êtres physiques, étant inaltérables ou peu altérables, ont par cela même une condition de durée indéfinie ?

Certes, il est une différence entre les corps anorganiques et les corps organisés ; les uns et les autres sont loin de présenter les mêmes phénomènes : mais pourquoi ne pas voir que cette différence gît entièrement dans la différence de leur composition, de leur structure, et aller chercher, pour l'expliquer, des propriétés abstraites qui, d'ailleurs, n'expliquent rien ?

Bichat et ses sectateurs admettent que si les corps organisés présentent d'autres phénomènes que les corps non organisés, ils le doivent à des propriétés nouvelles et différentes de celles de ces derniers corps, et, parmi les êtres vivants, que l'organisation se complique d'autant plus que le nombre des propriétés vitales augmente.

N'était-il pas plus simple, plus facile à concevoir que les corps organisés différant par leur structure et leur composition des corps organiques, *c'était cette différence de structure et de composition* qui en apportait une si grande dans *leurs propriétés?*

Si les propriétés vitales augmentaient à mesure que l'organisation se compliquait, n'était-il pas plus simple de conclure que ces propriétés vitales n'augmentaient que parce que l'organisation devenait plus complexe? Enfin, en considérant les *propriétés* comme des attributs et non comme une essence, tout devient dans l'organisme simple, clair, et porte l'empreinte de la vérité. En les considérant comme essence, tout devient obscur, difficile à concevoir, et porte le caractère de l'erreur.

Pour prouver son système, Bichat passe en revue

la série des êtres organisés; il fait voir que dans les agames il n'existe qu'une seule propriété vitale, la *contractilité insensible,* et au lieu de conclure que c'est parce que l'organisme est là dans son dernier degré de simplicité, qu'il n'existe qu'une seule propriété vitale, il conclut, au contraire, que c'est parce qu'il n'existe qu'une seule propriété vitale que l'organisation est aussi simple.

Il n'est pas nécessaire de le suivre dans tous ses exemples; partout, en retournant ses propositions, on arrive à une opinion qui satisfait l'esprit. Nous voyons, en effet, que dans les polypes, dans les vers, et dans les animaux plus élevés, il regarde les propriétés vitales plus nombreuses comme cause de leur organisation et de leurs phénomènes vitaux plus parfaits, tandis qu'on peut regarder, à bien plus juste titre, leur organisation plus compliquée comme cause du nombre plus grand de leurs propriétés.

Mais arrêtons-nous un moment à l'homme lui-même : faisons voir que si les propriétés vitales diffèrent dans tous les tissus qui le composent; si elles diffèrent suivant les âges, les constitutions, les sexes, c'est encore dans les modifications de l'organisme que nous en trouvons les causes; faisons voir que l'augmentation, la diminution, l'altération de ces prétendues propriétés ne dépendent que des changements survenus dans l'organisation elle-même.

Les propriétés vitales sont à leur plus haut degré de développement dans l'enfance et la jeunesse; à leur état moyen et stationnaire dans l'âge adulte; elles décroissent dans la vieillesse. Mais qui ne connaît l'immense différence que présentent les divers tissus à ces différents âges? Qui ne sait les variétés qu'ils offrent dans leur consistance, dans leur couleur, dans leur forme, dans leur développement? Qui ne sait que dans l'enfance les tissus sont plus mous, plus perméables; que, relativement aux autres systèmes, le système nerveux, en particulier, est plus développé? Qui ne sait que l'encéphale est plus volumineux, plus tendre, que les nerfs sont aussi plus gros, moins consistants que dans les autres âges, et qui ne reconnaît dans ces différences palpables des causes suffisantes de la prédominance de ce système, c'est-à-dire de l'énergie plus grande des propriétés vitales?

Dans l'âge adulte, tous les tissus prennent de la consistance; l'encéphale ne croît pas en proportion des autres organes, les nerfs sont relativement plus petits.

Dans la vieillesse, la rigidité de tous les tissus augmente d'une manière sensible; l'encéphale diminue de volume, au point qu'il n'est pas rare, dans un âge fort avancé, de voir la table interne des os faire saillie dans l'intérieur du crâne. Cette disposition était portée à un haut degré dans le crâne de l'illustre Pinel. Le cerveau prend une couleur brune, foncée; les nerfs deviennent plus petits, plus durs que dans les autres âges. Qui ne sent que ces différences d'organisation sont suffisantes pour rendre compte des différences des prétendues propriétés vitales? Est-il besoin de ces propriétés pour rendre raison des phénomènes de l'organisme?

Les différences que présentent, sous ces rapports, les différents sexes et les différents individus se déduisent de causes identiques. Elles tiennent essentiellement à leurs dispositions organiques.

L'organisation de la femme la rapproche singulièrement de celle de l'enfance, et de cette ressemblance il doit en découler une autre, celle de leurs propriétés vitales.

Entre les divers individus, la différence est moins susceptible de tomber sous les sens; mais n'est-il pas au-dessus de toute contestation qu'ils doivent offrir, sous ces rapports, les mêmes différences que celles dont nous sommes frappés pour les apparences extérieures? Et, dès lors, ne doivent-ils pas différer sous le rapport des propriétés vitales? Ne serait-il pas singulier qu'elles fussent les mêmes avec un arrangement moléculaire différent ?

Si l'on examine ensuite les divers tissus de l'organisme les uns après les autres, si l'on jette un coup d'œil sur les divers organes, sur les divers appareils qui le constituent, bien qu'on ne puisse se rendre compte des rapports de causalité, c'est-à-dire qu'on ne puisse savoir pourquoi telle disposition organique produit tel effet plutôt que tel autre ; qu'on ne puisse pas savoir pourquoi par tel arrangement, le foie fait de la bile, la parotide de la salive, etc., cependant l'esprit se contente de voir qu'une structure particulière produit un effet particulier, et ne cherche pas à s'expliquer comment cela se produit. Or, la structure des organes est aussi variée que leurs effets.

Les organes des sens ne sont pas moins différents entre eux. Ici même, la science est allée plus loin, car elle a reconnu dans l'œil l'instrument d'optique le plus parfait; dans l'oreille un admirable instrument d'acoustique ; elle a reconnu de même que, pour les autres sensations, les organes étaient merveilleusement bien disposés.

Enfin, les tissus qui composent l'organisme ont des propriétés relatives à leur structure; les os, les ligaments, jouissent de propriétés peu développées, parce que leur organisation ne le comporte pas. L'organisation presque entièrement *minérale* des premiers, si simple des seconds, l'absence presque complète de nerfs, expliquent surabondamment cette différence.

Le muscle se *contracte*. Pourquoi, sinon parce qu'il est organisé, tissu, disposé pour se contracter, qu'il reçoit des nerfs pour cela, et non parce qu'il est doué de *contractilité,* ce qui ne signifie absolument rien?

Pouquoi les nerfs sont-ils éminemment sensibles, sinon parce qu'il sont organisés, disposés pour cela, et non parce qu'ils sont doués de *sensibilité?* Et ainsi de suite pour tous les organes. Pourquoi celui-ci est-il sensible à tel excitant, et celui-là à tel autre, sinon parce qu'il est disposé pour remplir cet usage? Partout l'organisation est en rapport avec les actes qu'elle doit accomplir; partout cette organisation suffit pour expliquer ces actes, et jamais il ne peut être nécessaire pour cela d'invoquer l'intervention de prétendues propriétés.

La variabilité des propriétés vitales, c'est-à-dire leur augmentation, leur diminution, leur altération, dont Bichat et ses partisans ont fait un argument en faveur de la différence des lois qui régissent la matière organique et anorganique, dépendent donc de la différence de l'organisation et ne sont pas un caractère distinctif des propriétés vitales.

Tous les actes vitaux dépendent en définitive de l'organisation. Ces actes vitaux sont un résultat, un effet, et non une cause, un principe, une loi, une force; les actes vitaux sont des organes en exercice, et les *propriétés vitales* ne sont que les *organes aptes à agir*, disposés pour cela.

Si l'on pouvait séparer les propriétés vitales de la matière organisée, les recueillir, les faire voir en dehors de l'organisation, elles seraient alors autre chose que cette organisation ; mais on ne peut pas plus les séparer des corps qui en jouissent, qu'on ne peut séparer et faire voir à part le mouvement sans le corps qui se meut.

Il n'existe donc pas de propriétés vitales, considérées comme cause de l'organisation, comme indépendantes de cette organisation ; et si les animaux jouissent de facultés qu'on ne retrouve pas dans les corps anorganiques, si aucunes notions de la chimie ou de la physique ordinaires ne peuvent expliquer les actes de l'organisme vivant, cela prouve seulement que la matière organisée produit des actes différents de la matière non organisée, ce qui se conçoit aisément ; et voilà tout.

On doit donc renoncer à l'expression de *propriétés vitales*, et désigner tous les phénomènes, tous les actes de la vie sous le nom de PROPRIÉTÉS ORGA-

NIQUES, pour indiquer que les *propriétés physiques et chimiques* sont modifiées par l'organisation.

Après des raisonnements aussi péremptoires, aussi irréfutables, il semblerait superflu d'aborder les objections que l'on adresse à l'organicisme et que l'on ne cesse de reproduire, car rien ne semble pouvoir en détruire les principes. Toutefois, jetons un coup d'œil sur ces objections.

1° Il existe des lésions fonctionnelles sans lésions organiques. Tous les jours la respiration, la circulation, se trouvent lésées sans qu'il existe aucune altération sensible dans les organes : ainsi la respiration d'un air impropre à la vie, mais non toxique, accélère les actes respiratoires; quelle altération y a-t-il dans les poumons? Une gêne de la circulation produit aussi une gêne de la respiration; une course rapide, un exercice actif, une impression morale vive, produisent aussi une perturbation dans ces fonctions qui, à leur suite, peuvent entraîner toutes les autres. Un organe peut être très-douloureux, et par l'effet de la douleur peut être réduit à ne pouvoir agir sans que son tissu soit altéré, etc. Il y a donc des lésions fonctionnelles sans lésions organiques; il y a donc autre chose que l'organe, un principe particulier, une force indépendante de lui?

Et d'abord, qu'on se souvienne que par lésion organique nous entendons toute modification quelconque dans un organe : *superficielle* ou *profonde, passagère* ou *persistante*, enfin, *sensible* ou *insensible* à nos moyens d'investigation. Et il est évident que pour des lésions fonctionnelles passagères, il ne faut pas une lésion profonde et durable; il est évident aussi que la science a beaucoup à faire encore pour connaître toutes les altérations organiques. Cela étant, on comprendra facilement comment une fonction puisse être troublée sans lésion notable, persistante, visible de l'organe. Mais, au risque de faire une pétition de principes, si la fonction n'est qu'une action, qu'un effet, comment concevoir que cet effet puisse être produit sans modification de sa cause? seulement cette modification peut être instantanée comme l'effet qu'elle produit. C'est ce qui arrive dans la plupart des névroses et des maladies intermittentes. Si l'on rencontrait une lésion constante et persistante dans ces maladies, c'en serait fait de l'organicisme. Je vais plus loin : il me semble impossible qu'une fonction normale, celles mêmes qui dépendent du cerveau, comme le mouvement d'un membre, puisse s'exécuter sans une modification dans l'organe qui commande, dans celui qui transmet ou dans celui qui exécute le mouvement. Dans les exemples cités tout à l'heure, pour la gêne de la respiration, qui ne voit tout d'abord que si elle dépend du manque d'air, il y a aussitôt modification des organes respiratoires, modification du sang, qui vient chercher dans les poumons le principe qui le vivifie? Ne le trouvant pas, il excite le cerveau d'une manière anormale, et l'influx nerveux en est à son tour modifié. Certes, la trame du poumon n'est pas altérée pour cela, comme dans une pneumonie; mais il est impossible de ne pas reconnaître là une modification physique ou chimique quelconque. Pour celle qui dépend d'une lésion du cœur, n'est-il pas évident qu'il doit stagner dans le tissu pulmonaire plus de sang qu'il n'en doit contenir, et ainsi de suite? Dans les phénomènes fonctionnels les plus subtils, vous trouverez toujours une cause organique qui devra les produire. Ceux que détermine l'innervation elle-même n'ont lieu que par la modification que cette innervation imprime aux organes, et cette innervation elle-même est organique.

2° Nous avons déjà fait mention du désaccord qui existe entre les altérations organiques et les symptômes.

Nous avons vu les symptômes peu prononcés ou mêmes nuls, et des altérations locales très-profondes;

Et des symptômes très-prononcés, et même la mort, avec des lésions très-légères ou même sans aucune lésion apparente.

Nous avons vu les mêmes symptômes avec des lésions différentes, et les mêmes lésions avec des symptômes différents.

Ces anomalies ne trouvent pas leur explication dans les principes de l'organicisme. Comment se rendre compte de ces énormes lésions qui ont détruit des viscères entiers, sans que pendant la vie aucun symptôme les ait traduites aux yeux de l'observateur attentif? de ces affections tuberculeuses désorganisant un poumon tout entier, de ces cancers de l'estomac détruisant la presque totalité de cet organe, tandis que dans le vivant aucun désordre fonctionnel n'a signalé ces altérations?

Comment se rendre compte encore de ces troubles fonctionnels formidables qui ne laissent après eux aucune trace, ou une trace si légère que vous avez de la peine à la regarder comme la cause du bouleversement que vous avez observé pendant la vie?

Tout cela ne force-t-il pas à reconnaître l'existence d'un principe différent de l'organisation qui en modifie si profondément les actes? N'y a-t-il pas évidemment là autre chose que l'arrangement moléculaire, que la disposition organique?

Certes, il faut l'avouer, ce sont là des objections sérieuses.

Mais ces anomalies ne sauraient prouver que

dans l'organisation il existe autre chose que l'organisation; elles prouvent seulement que le mécanisme de tous les actes organiques ne nous est pas entièrement connu.

Un individu succombe; l'anatomiste le plus exercé ne découvre aucune altération. On en conclut qu'il *n'existe rien*, que le cadavre est organisé comme un individu vivant, et que, puisque l'organisation est intacte, il faut bien chercher ailleurs la cause de la mort; il faut bien que l'individu ait perdu les *propriétés actives* ou les *forces* dont il était animé.

Mais d'abord, est-il bien raisonnable, bien sage de conclure que parce qu'on n'a rien trouvé, il n'existe rien? Naguère encore, la plupart des lésions anatomiques étaient inconnues; les maladies nerveuses étaient extrêmement fréquentes; on rencontrait partout des apoplexies nerveuses, des asthmes nerveux, etc. Un examen plus attentif a fait justice de la plupart de ces maladies, et aujourd'hui les cas où l'on ne trouve rien sont excessivement rares. Cependant on ne saurait nier qu'il ne s'en présente quelquefois. Mais alors, pourquoi mettre dans sa science et dans ses moyens d'investigation une telle confiance qu'on se croie autorisé à dire qu'il *n'existe rien*, parce qu'on n'a rien trouvé? N'est-il pas cent fois plus convenable, plus philosophique de dire que l'on *n'a rien trouvé*, et non qu'il *n'existe rien ?*

Qui vous assure que des progrès ultérieurs ne vous feront pas reconnaître quelque lésion là où vous n'en trouvez pas aujourd'hui? Mais, dites-vous, tant que l'organicisme n'aura pas découvert cette lésion, nous sommes en droit de la nier, et par conséquent de rejeter tout le système. — Quoi! vous voulez rejeter toute une doctrine parce qu'il reste dans son ensemble quelque chose à découvrir, quelques lacunes à remplir!

Dans les cas où l'on ne trouve aucune altération appréciable à nos sens, à nos moyens actuels de recherche, n'est-il pas possible qu'il existe dans la composition chimique soit des fluides, soit des solides, des changements qui aient amené la mort? Dans les intoxications, la mort arrive-t-elle autrement? combien d'empoisonnements qui ne laissent aucune trace après eux ? S'est-on avisé d'analyser les fluides et tous les tissus de l'organisme ? ne s'en est-on pas tenu aux apparences sensibles, aux phénomènes les plus grossiers?

Mais encore, ne sait-on pas aujourd'hui qu'une foule de lésions sont susceptibles de disparaître après la mort ?

Dans la classe presque tout entière des névroses, dans les maladies intermittentes, il est impossible que la lésion persiste, car alors les accidents seraient continus. Une fois l'accès passé, que devient la lésion? Nous l'ignorons : faut-il pour cela la nier? Voudrait-on dire que les modifications survenues dans les centres nerveux ne sont pas des modifications matérielles? Mais pour subtiles qu'elles soient, ces modifications n'en doivent pas moins être mises au nombre des modifications organiques.

Ainsi les vitalistes peuvent dire : « Voilà un cadavre, nous n'y trouvons rien, ni vous non plus; eh bien ! nous sommes autorisés à dire qu'il n'y a rien, jusqu'à ce que vous ayez démontré le contraire; et vous, vous n'êtes pas autorisés à dire qu'il existe quelque chose, puisque vous ne faites rien voir, puisque vous ne pouvez pas prouver qu'il existe une lésion; vos raisonnements ne sont que des conjectures, que des hypothèses, et nous ne saurions les admettre. — Sans doute, répliquent les organiciens, mais pour que cette fin de non-recevoir ait toute sa valeur, vous êtes obligés d'admettre que la science a atteint son dernier terme, qu'elle est parfaite, qu'il ne reste plus rien à découvrir, et que vous-mêmes vous possédez tous les moyens possibles d'investigation, que vous ne laissez rien échapper, que vous êtes incapables d'erreur, et que quelque chose peut arriver pour rien. »

Voyons maintenant les objections des animistes : « La théorie des forces subsistera jusqu'à ce que l'organicisme ait donné quelques raisons satisfaisantes ou plausibles de ce qui rend les organes impressionnables, avec ou sans perception, de ce qui les rend mobiles par allongement et raccourcissement, enfin de tous les actes intellectuels ou moraux. »

Mais d'abord, nous avons dit que l'existence d'un principe immatériel ne contrariait en rien la doctrine de l'organicisme, puisque ce principe était inaltérable, et que lorsqu'il y avait maladie, c'est dans l'instrument seul, c'est-à-dire dans un organe altérable, que devait se trouver la lésion. Ceci une fois admis, il ne reste plus que le reproche de ne pouvoir expliquer par l'organicisme certains actes de la vie. Mais, de bon compte, expliquons-nous quelque chose ? et s'est-on jamais avisé de rejeter un phénomène parce qu'on ne pouvait l'expliquer? Qu'est-ce donc qu'une semblable manière de raisonner?

Croit-on avoir expliqué quelque chose en disant qu'un organe est *sensible* parce qu'il est doué de *sensibilité?* qu'il est *contractile* parce qu'il est doué de *contractilité?* Ce raisonnement est-il différent de celui qui nous dit que l'opium fait dormir, *quia est in eo virtus dormitiva?* De bonne foi, avec *les forces vitales* croit-on expliquer quelque chose ? Le mécanisme par lequel s'opèrent les actes intellectuels et moraux, celui même plus grossier par lequel s'opèrent les sécrétions, la nutrition, etc., par lequel le foie fait de la bile, les glandes lacrymales des larmes, la parotide de la salive; par lequel le cerveau fait du cerveau, le poumon, le rein, la rate, du poumon, du rein, de la rate, etc.; par lequel un individu est brun, l'autre blond; par lequel il pousse de la barbe au menton chez l'homme; enfin, le mécanisme de tous les actes vitaux est-il plus facile à saisir pour l'esprit par l'admission de prétendues propriétés que par leur rejet? Par elles nous n'expliquons rien, pas plus que sans elles. On ne fait que reculer la difficulté, que se payer de vains mots. A quoi bon embarrasser l'art de semblables hypothèses, puisqu'elles ne peuvent être utiles à rien?

Conséquences pratiques de l'admission des propriétés vitales.

On a affecté de dire, dans l'intention bien évidente de déprécier nos efforts, que nos discussions n'étaient que des disputes de mots, qu'il était bien peu important que les propriétés dont jouissaient les êtres organisés fussent l'effet de l'organisation, le résultat de la texture intime, ou la cause de cette organisation, de cette texture; qu'elles en fussent dépendantes ou indépendantes ; que ce n'étaient là que des disputes oiseuses, tout au plus bonnes à faire briller la subtilité de l'esprit, mais qui ne pouvaient exercer aucune influence sur la science, et bien moins encore sur l'art de guérir. C'était, comme on voit, réduire à rien, mettre à néant, par un raisonnement fort commode, le résultat de tous nos travaux. Voyons ce qu'on doit en penser.

Après avoir établi que les forces sont la cause de tous les phénomènes physiologiques, Bichat en tire la conséquence naturelle, inévitable, fatale, que les actes pathologiques en sont aussi l'effet. « L'histoire des phénomènes dans lesquels les « forces vitales ont leur type naturel, dit-il, nous « mène comme conséquence à celle des phéno- « mènes où ces forces sont altérées[1]. » Toutes les maladies dépendent de l'altération des propriétés vitales.

Si les propriétés vitales président aux actes physiologiques, il est de toute nécessité qu'elles président aux actes pathologiques : « Les végétaux, « dit-il encore, n'ont que des fonctions relatives à

[1] Bichat, *Anat. gén.*, loc. cit., p. 52.

« leurs propriétés... *par la même raison*, la liste de « leurs maladies est moins nombreuse. Ils ont de « moins toute la classe des maladies nerveuses, où « la *sensibilité animale* joue un si grand rôle ; toutes « celles des convulsions ou des paralysies que la « *contractilité animale, augmentée* ou *diminuée, cons-* « *titue;* toutes celles des fièvres, toutes les affec- « tions gastriques, *qui sont un trouble manifeste dans* « *la contractilité organique sensible*, etc. ; des tumeurs « de nature diverse, des exhalations augmentées, « le marasme, etc., voilà les maladies des végé- « taux : elles supposent toutes un trouble dans « la sensibilité *organique et dans la contractilité in-* « *sensible* correspondante [1]. » Ainsi ce n'est pas parce qu'ils n'ont pas de cerveau ni de nerfs que les végétaux n'ont pas de névroses ; c'est parce qu'ils n'ont pas de *sensibilité* ou de *contractilité animales !*

« *La sensibilité organique et la contractilité insen-* « *sible* ont *évidemment* sous leur dépendance, dans « l'état de santé, tous les phénomènes de la circu- « lation capillaire, des sécrétions, des absorptions, « des exhalations, de la nutrition, etc. Aussi, en « traitant de ces fonctions faut-il toujours remonter « à ces propriétés.

[1] *Anatomie générale*, p. 221 et suiv.

« *Dans l'état de maladie,* tous les phénomènes qui « supposent un trouble dans ces fonctions dérivent « évidemment d'*une lésion de ces propriétés.* Inflam- « mation, formation du pus, induration, résolu- « tion ; hémorrhagie ; augmentation contre nature « ou suppression de sécrétions; exhalation accrue, « comme dans les hydropisies ; diminuée ou deve- « nue nulle, comme dans les absorptions ; troublée « de l'une ou de l'autre manière ; nutrition altérée « en plus ou en moins, ou bien présentant des « phénomènes contre nature, comme la formation « des tumeurs, des kystes, des cicatrices, etc., etc.: « voilà une série de symptômes morbifiques *qui « suppose évidemment une lésion, un trouble quelcon- « que dans les deux propriétés précédentes.*

« Dans les maladies, tous les phénomènes des « vomissements, des diarrhées, une grande partie « de l'innombrable série de ceux du pouls, se rap- « portent en dernier résultat à *un trouble de la con- « tractilité organique sensible.*

« Les convulsions, les spasmes, les paraly- « sies, etc., sont dus à des augmentations ou à des « diminutions *de la contractilité animale.* Examinez « tous les phénomènes physiologiques, tous ceux « des maladies, vous verrez qu'il n'en est aucun « qui ne puisse, en dernier résultat, se rapporter à « une des propriétés dont je viens de parler.

« La vérité incontestable de cette assertion nous « mène à une conséquence non moins certaine « *pour le traitement des maladies*, savoir : que tout « moyen curatif n'a pour but *que de ramener les* « *propriétés vitales altérées au type qui leur est naturel.* « Tout moyen qui, dans l'inflammation locale, ne « diminue pas la *sensibilité organique augmentée ;* « qui, dans les œdématies, les infiltrations, n'aug- « mente pas cette propriété totalement diminuée ; « qui, dans les convulsions, ne ramène pas à « un degré plus bas la contractilité animale, qui « *ne l'élève pas à un degré plus haut dans la para-* « *lysie*, etc., manque essentiellement son but, il « est contre-indiqué. »

Eh bien ! comprend-on maintenant les conséquences pratiques de cette manière de voir ? Sont-ce encore là de simples disputes de mots ? Croit-on encore que ces doctrines sont sans influence sur l'exercice de l'art ?

Mais, dira-t-on, Bichat n'entendait rendre les propriétés vitales à leur type normal que par des moyens qui ramènent l'organe lui-même à son état physiologique ; que dans les infiltrations, il attaquerait la maladie primitive ; que dans la paralysie, il attaquerait, par des moyens divers, la congestion, l'hémorrhagie, le ramollissement, ou la maladie organique qui la détermine ? Qu'on se détrompe.

Bichat, en proposant une nouvelle classification des médicaments, fondée sur leur manière d'agir sur les propriétés vitales, dit : « Nous avons vu « que dans les inflammations il y avait exaltation « de la sensibilité organique et de la contractilité « insensible : eh bien ! diminuez cette exaltation « par les cataplasmes, les fomentations, par les « bains locaux, etc. Dans l'infiltration, dans les « tumeurs blanches, etc., il y a diminution de ces « propriétés : exaltez-les par des applications de « vin, de toutes les substances que l'on appelle for- « tifiantes, etc. Le vin, les substances ferrugi- « neuses, souvent les acides, etc., raniment la « contractilité insensible et la tonicité dans tout le « système ; ce sont des toniques généraux.

« Plusieurs médicaments sont particulièrement « dirigés sur la contractilité organique sensible : « les uns augmentent cette propriété diminuée, « d'autres la diminuent lorsqu'elle est trop exaltée.

« Les substances médicamenteuses ont aussi « leur influence sur la contractilité animale. *Tout « ce qui produit une vive excitation à l'extérieur,* « comme *les vésicatoires, les frottements divers, l'ur- « tication, ranime cette propriété assoupie dans la pa- « ralysie...* »

Eh bien ! voilà la médecine où conduit l'admission des propriétés vitales !

Elle conduit à administrer, *dans la paralysie*, qui est une diminution de la *contractilité animale*, tout ce qui peut augmenter cette contractilité : ainsi les alcooliques, les aromatiques, les toniques, l'arnica, la mélisse, les vulnéraires, la noix vomique, le muriate d'ammoniaque ; enfin, toutes les substances incendiaires que les formulaires indiquent pour augmenter la contractilité animale.

Et voilà le médecin frottant les membres paralysés avec les cantharides, l'ammoniaque, les alcooliques, dans l'espoir de rappeler, d'augmenter la contractilité. Voilà les célèbres Hallé et Mauduyt faisant assaut d'exactitude pour administrer l'électricité à cinquante et un paralytiques, bercés de la même espérance ! L'admission des propriétés vitales conduit donc à administrer sans discernement les drogues, non-seulement les moins indiquées, mais encore les plus meurtrières ! Semble-t-il encore que ce soit une simple dispute de mots, et que ce ne soit pas la peine de combattre à outrance de semblables erreurs ?

Conséquences pratiques du rejet des propriétés vitales.

On vient de voir quelles funestes conséquences découlent de l'admission des propriétés vitales ; on va voir quels avantages résultent de leur rejet.

En considérant tous les phénomènes vitaux comme des effets de l'organisation, et non comme le résultat de *propriétés* ou de *forces particulières*, quelle est la première conséquence que l'on doive en tirer? N'est-ce pas, ainsi qu'on l'a vu, que ces actes, phénomènes secondaires, doivent être réguliers ou irréguliers suivant que les organes ou les instruments chargés de les produire sont dans un état normal ou anormal? L'état normal des organes et leurs actes réguliers constitueront l'état sain ou physïologique; l'état anormal des organes et les actes irréguliers constitueront l'état malade ou pathologique. N'est-il pas vrai que lorsqu'un acte vital, ou bien mieux un acte organique, sera irrégulier, on en cherchera sur-le-champ la cause dans l'état anormal de l'organe, et non dans l'altération d'une prétendue propriété vitale? Qu'y a-t-il de plus simple, de plus clair que ces propositions? Ainsi tout dérangement fonctionnel conduira à rechercher quel est l'organe altéré; en second lieu, de *quelle manière* il est altéré, quel est le siége, la nature et l'étendue de l'altération; c'est-à-dire à rechercher le diagnostic précis de la maladie que l'on a à combattre, et par conséquent à n'administrer que des moyens rationnels qui ne seront jamais nuisibles et qui seront souvent utiles.

Si l'on fait l'application de ces principes à quelques maladies, on sera frappé des lumières qu'ils ont jetées sur la science.

Il est bien exact de dire que c'est au rejet des propriétés vitales que l'on doit le progrès qu'a fait, dans ces derniers temps, la pathologie du cerveau et de ses dépendances. On a vu que tant qu'on a considéré la sensibilité et la contractilité comme des forces propres, on n'a seulement pas pensé à chercher la cause de leurs altérations dans les organes qui en sont chargés. La paralysie n'a été que la diminution ou l'abolition de ces propriétés, et l'on a vu la thérapeutique où l'on était conduit. Dès l'instant qu'elles ont été considérées comme des conséquences de l'organisation, c'est dans les changements survenus dans cette organisation qu'on a cherché la cause de la paralysie, *et qu'on l'y a trouvée!* Dès que la paralysie n'a plus été seulement une fonction altérée, on a cherché, dans l'organe des mouvements et du sentiment, quelle était l'altération matérielle qui la produisait, sa nature, son siége, son étendue. On a cherché si cette nature, ce siége, cette étendue, étaient différents; comment, pendant la vie, on pouvait reconnaître cette différence, à des nuances dans les symptômes, à leur marche, à leur intensité, à leur développement, à leur durée, et si ces différences devaient en imprimer au pronostic et au traitement. On sait à quel degré de clarté nous sommes parvenus sur ce point de la science.

Nous reconnûmes que la paralysie ne dépendait pas d'une seule et même altération de l'encéphale; que la congestion, l'inflammation, l'hémorrhagie, le ramollissement, le cancer, les tumeurs fongueuse, tuberculeuse, osseuse, les acéphalocystes, et quelquefois des lésions inaperçues, pouvaient la produire [1].

Nous cherchâmes au lit du malade les signes distinctifs de ces diverses altérations; et ces maladies, auparavant presque inconnues, devinrent, pour ainsi dire, tout à coup aussi claires que les maladies thoraciques et abdominales. Dès ce moment une thérapeutique plus rationnelle, plus appropriée à la nature de chacune de ces maladies, leur fut appliquée; on cessa de frictionner, de galvaniser, de tonifier, de rubéfier les pauvres malades, dans l'intention d'augmenter les propriétés vitales diminuées ou abolies.

Est-ce donc une vaine dispute de mots qu'une théorie qui conduit à un pareil résultat?

Mais ce n'est pas tout. Si l'on voulait dérouler toutes les heureuses conséquences de l'organi-

[1] *Recherches sur le ramollissement du cerveau*, par L. Rostan.

cisme, il faudrait passer en revue presque toute la série des maladies. On verrait qu'une foule de symptômes passaient pour des maladies idiopathiques.

Les *hémorrhagies* ne furent plus distinguées en actives, passives ou neutres, en critiques, acritiques ou symptomatiques : on s'enquit de la lésion qui les produisait[1]; on chercha si elles étaient le résultat d'une simple exhalation, primitive, consécutive, supplémentaire; si elles dépendaient d'une lésion de tissu, d'une ulcération, d'un cancer, de tubercules, etc., et leur thérapeutique devint plus rationnelle.

Les *hydropisies* ne furent plus essentielles, ou du moins elles ne le furent que dans des cas très-rares; on reconnut mieux les lésions qui les produisaient; elles devinrent symptomatiques dans beaucoup de cas, et les travaux de MM. Bouillaud et Bright sont les heureux fruits de l'application de ces principes à l'étude de cet état morbide.

On cessa de donner des anti-ictériques; on dirigea le traitement de l'ictère contre sa véritable cause organique; il cessa d'être une maladie pour n'être plus qu'un symptôme, comme nous le pro-

[1] L. Rostan, *Cours de médecine clinique, ou Traité de diagnostic*, etc.

fessons depuis longtemps, sauf quelques exceptions dans le détail desquelles il est impossible d'entrer.

L'asthme devint, même entre les mains de Laennec, le symptôme d'une lésion du tissu pulmonaire, tandis que nous avions reconnu que, chez les vieillards du moins, il n'était jamais nerveux, et qu'il dépendait la plupart du temps d'une lésion du cœur ou des gros vaisseaux.

Et tout cela, et beaucoup d'autres choses encore, sont le résultat de l'application de cette proposition que : lorsqu'il existe une lésion fonctionnelle, il doit exister aussi une lésion d'organe.

Aujourd'hui on ne peut plus observer un symptôme sans en chercher la cause suffisante dans une lésion d'organes, et si l'on n'est pas toujours assez heureux ou assez habile pour la découvrir, tout fait espérer qu'on la trouvera quelque jour, du moins pour les cas où elle doit exister; car il en est où l'on ne doit rien trouver. C'est au lit du malade surtout qu'on voit combien ces principes sont simples, clairs, d'une facile application; combien alors les difficultés s'aplanissent, combien la médecine devient satisfaisante.

Tout en faisant de la lésion organique la base fondamentale de la pathologie, qu'on ne croie pas cependant que nous pensions qu'elle donne le dernier mot des maladies. Autant que qui que ce soit, nous savons que des causes infiniment variées de nature, d'essences infiniment diverses, agissent sur l'organisme, et que cette nature, cette essence des causes, impriment aux maladies produites des différences importantes, immenses; qu'il existe des maladies spécifiques, etc., et que la lésion organique n'est alors qu'un phénomène secondaire.

Mais dans ces cas mêmes, la lésion organique est d'une bien haute importance, puisque c'est elle encore qui fait remonter à la connaissance de la cause. N'est-il pas vrai que c'est, par exemple, dans la variole, la pustule qui fait remonter à l'existence d'une cause variolique? que dans la rougeole, la scarlatine, le zona, etc., c'est la différence de l'éruption qui fait remonter à la nécessité d'une cause morbilleuse, scarlatineuse, etc.? L'éruption n'est-elle pas ici la lésion organique? Dans la fièvre typhoïde, l'altération des glandes de Peyer et de Brunner, quoique ne constituant pas toute la maladie, ne fait-elle pas remonter à l'existence d'une cause spéciale?

Ainsi donc, la lésion anatomique, quoique dans bien des cas ne constituant pas toute la maladie, est cependant le flambeau le plus sûr qui nous conduise à la connaissance de sa cause.

Tous les organes peuvent être primitivement malades.

Cette proposition qui, aux yeux de la génération actuelle, pourrait passer pour une trivialité, tant elle paraît simple et incontestable, n'a été établie dans l'origine que pour combattre une proposition contraire, alors généralement adoptée. Dans le principe de la doctrine dite physiologique, on soutenait, avec la plus grande chaleur, qu'il n'y avait jamais que l'estomac qui fût et qui pût être primitivement malade; que lorsque les autres organes le devenaient, c'étaient toujours consécutivement à celui-ci. Il était donc nécessaire de combattre une erreur aussi dangereuse.

Il fallut dire que tous les organes étaient composés des mêmes éléments; qu'il entrait dans tous des vaisseaux sanguins artériels et veineux; dans tous, des nerfs, des vaisseaux lymphatiques; qu'ils avaient tous un parenchyme, un tissu particulier, un tissu général; que tous avaient leurs excitants propres. Pourquoi dès lors les uns seraient-ils susceptibles de devenir *primitivement* malades, et non les autres? Et pour quelle raison une cause ne porterait-elle pas directement son action sur l'un de ces organes? Les impressions des sens, les passions, les excès, les travaux intellectuels, ne peuvent-ils pas agir directement sur le cerveau? Ont-ils besoin pour cela de passer par l'estomac? Les cris, les chants, la respiration d'un air froid, ne peuvent-ils pas déterminer une angine, une pleurésie, une hémoptysie sans agir sur l'estomac? Et si tous ces modificateurs de l'organisme peuvent altérer les viscères dont ils sont les excitants naturels, pourquoi les autres organes ne pourraient-ils pas aussi être frappés primitivement par les excitants qui leur sont propres? On doit reconnaître que *tous nos organes peuvent devenir primitivement malades sans qu'il soit nécessaire que l'un d'eux, et toujours le même, soit préalablement affecté, ni même qu'il devienne malade d'une manière consécutive.*

Une autre conséquence de cette vérité, c'est que lorsqu'un organe est multiple, c'est-à-dire lorsque plusieurs de ses parties ont des attributs différents, ces parties peuvent être malades indépendamment les unes des autres. Ce principe est de la plus grande utilité dans le diagnostic des maladies du cerveau.

Les organes peuvent être malades de plusieurs manières; il existe des maladies spécifiques.

On ne conteste plus guère aujourd'hui cette proposition; cependant il est encore quelques médecins, imbus de la doctrine de Broussais, qui soutiennent que la fièvre typhoïde, par exemple, n'est qu'une gastro-entérite, et que les phénomènes particuliers qui l'accompagnent et la caractérisent ne sont dus qu'à l'inflammation. Ils en tirent la conséquence, fort logique d'ailleurs, qu'en combattant énergiquement l'inflammation, on s'oppose au développement des accidents typhoïdes. S'il existe des médecins qui conservent encore cette opinion, il n'est pas inutile d'insister pour eux sur ce point, que la nature nous offre non-seulement des maladies simples dans leur essence, mais aussi des maladies *spéciales* et des maladies *spécifiques*.

Nous entendons par maladies *spéciales* celles qui présentent toujours les mêmes caractères, qui, par conséquent, doivent reconnaître une même cause, mais qui ne sont pas susceptibles de se transmettre par contagion. Parmi les maladies de la peau, l'urticaire, le prurigo, le zona, le pemphigus, l'eczéma, l'impetigo, etc.; parmi les maladies internes, les tubercules, le squirrhe, les scrofules, etc., sont de ce nombre.

Nous entendons par maladies *spécifiques* (mot dont l'étymologie est d'ailleurs la même que le précédent), celles dont les caractères, étant aussi toujours les mêmes, ont encore la funeste propriété de se transmettre par contagion : leur nombre a beaucoup diminué sous l'influence de la doctrine physiologique, et par les attaques du docteur Chervin. Parmi les maladies de la peau, la gale, le favus, la variole, la rougeole, la scarlatine, etc., paraissent jusqu'à ce jour conserver ce triste privilége. Parmi les autres, on a contesté cette faculté à la syphilis, à la peste, et surtout à la fièvre jaune. Quant à la première, les expériences que quelques étudiants en médecine tentèrent sur eux-mêmes, et qui eurent des résultats si déplorables, n'ont plus laissé de doutes à cet égard ; quant aux autres, le procès est encore pendant.

Dans le temps où l'on niait toute *spécificité*, on prétendait que toutes les maladies étaient consécutives à des gastrites, et n'en étaient pour ainsi dire que des formes. Il faut avoir assisté à de pareils débats pour y croire. Nous posâmes alors une série de questions auxquelles il était sans doute fort difficile de répondre.

Si toutes les inflammations de la peau sont consécutives à celles de l'estomac, disions-nous, pourquoi les gastrites ne sont-elles pas toujours suivies de toutes les maladies de la peau ?

Pourquoi toutes les gastrites ne sont-elles pas des érysipèles, des zonas, des varioles, des teignes, etc. ?

Comment se fait-il qu'une gastrite produise un zona, une autre la variole, une troisième la teigne, etc. ?

Comment la gastrite développée par la vaccine préserve-t-elle de la gastrite qui développe la petite vérole, et pas des autres ?

Pourquoi une gastrite ordinaire ne met-elle pas à l'abri de la variole ? et pourquoi la variole qui préserve d'une nouvelle gastrite variolique ne préserve-t-elle pas de toutes les gastrites possibles ?

Il faut donc bien admettre qu'il existe autre chose que la gastrite ; qu'il existe un principe, une essence, un élément, que nous ne saisissons que dans ses effets, et qui constitue cette cause *spéciale* et *spécifique* de certaines affections.

Il est inutile aujourd'hui d'ajouter que la gastrite n'est qu'une conception *a priori*, dont l'existence est, à moins d'un cas fortuit, complétement chimérique. Les phlegmasies de la peau ne sont pas des gastrites ; elles peuvent exister ensemble et séparément, et elles reconnaissent, comme beaucoup d'autres, une spécialité incontestable.

Les fluides, qui sont des éléments d'organes ou des effets d'organes, peuvent être malades.

Il ne s'agit pas ici de faire l'exposé des maladies des fluides, mais seulement d'établir sur des raisonnements, et d'après les faits, la possibilité de ces maladies. Or, aujourd'hui, non-seulement le doute n'est plus permis à ce sujet, mais la pathologie des fluides a fait de notables progrès. Lorsque nous jetâmes les fondements de l'organicisme, l'humorisme, battu en brèche par les hommes les plus éminents, avait croulé sous leurs coups, et ne paraissait pas devoir se relever jamais. L'illustre Pinel, un des plus beaux génies dont la médecine s'honore, Pinel avait voué au plus profond mépris cette *dégoûtante* doctrine, ainsi qu'il l'appelait. Plus tard, Broussais avait encore enchéri sur les sarcasmes de son maître, de sorte qu'il était généralement admis que les solides seuls étaient susceptibles de maladies.

Dès cette époque, un homme d'un esprit éminemment sage et judicieux osa proclamer, malgré la répulsion générale, que les fluides pouvaient être malades. M. Chomel, dans ses *Éléments de pathologie générale*, admit cette possibilité. Frappé de la justesse de cette opinion, nous nous empressâmes de l'adopter et de la développer dans nos cours et dans nos écrits.

Depuis lors, et jusqu'à ce jour, un grand nombre de médecins se sont occupés de recherches directes sur ce sujet, vers lequel les esprits semblent se tourner aujourd'hui. Parmi ces médecins, il faut citer MM. Bouillaud, Gaspard, Magendie, Denis, Le Canu, Andral, Gavarret, Hatin, et beaucoup d'autres. Non-seulement les recherches de ces savants démontrent la possibilité des maladies des fluides, mais elles ont fait connaître déjà plusieurs points intéressants de ces altérations.

Nos organes ne sont pas seulement formés d'éléments solides, une plus grande quantité de fluides entre dans leur composition; ces fluides sont combinés avec nos tissus, renfermés dans des cavités où ils séjournent, etc. Ces fluides sont loin d'être simples et indécomposables : or, par une loi invariable de la nature, tous les corps composés sont susceptibles d'altération, de décomposition; donc les fluides sont susceptibles de s'altérer. Les solidistes exclusifs prétendent que les fluides étant toujours le résultat du travail d'un organe, celui-ci doit être altéré préalablement au fluide; que lorsqu'il circule dans des canaux, comme le sang, ces conduits doivent être malades avant que le fluide qu'ils contiennent soit altéré. Mais il est facile de voir combien ce raisonnement est peu fondé, car à supposer que tous les fluides soient le résultat d'un organe, rien n'empêche qu'une cause morbifère n'agisse directement sur le fluide sécrété contenu dans des vaisseaux ou des réservoirs particuliers, sans agir sur ces vaisseaux ou réservoirs. Il nous semble que rien ne peut empêcher l'action profonde du calorique ou de tout autre agent. Mais prenons un exemple qui ne soit contesté de personne, et qui fasse voir que les fluides peuvent être viciés d'une manière primitive.

Un individu se trouve placé dans telles circonstances qu'il ne peut faire usage habituellement que d'aliments ou de boissons insalubres. Cette supposition n'est que trop admissible : combien de malheureux, à qui la fortune a dénié les premiers moyens d'existence, ne sont-ils pas forcés de suivre un pareil régime? Les personnes qui font des voyages de long cours, ne faisant usage que de viandes salées, de biscuit et d'eau croupie; les habitants des villes assiégées, mangeant la chair des animaux domestiques, et quelquefois celle de leurs semblables; et les peuples entiers que la famine dévore, ne justifient que trop cette affligeante supposition. On conçoit facilement que ces boissons et ces aliments dépravés peuvent fort bien ne pas agir sur le tissu des intestins : ils ne sont pas assez délétères pour cela. Mais leur usage journalier donnera un chyle de mauvaise nature; le sang qui en résultera ne pourra être de bonne qualité, il sera sensiblement altéré, et exercera une funeste influence sur l'économie animale tout entière. Le sang étant le réparateur et le stimulant de tous les organes, ceux-ci devront tomber dans un collapsus plus ou moins profond. De là des lassitudes générales, spontanées, c'est-à-dire sans causes évidentes; les tissus deviendront lâches et mous; la peau sera pâle et décolorée; le visage abattu, jaunâtre; l'appétit nul, la digestion pénible, la défécation fétide; la respiration anxieuse et gênée; le pouls mou, petit, concentré; l'absorption languissante; la tête pesante, l'intelligence tardive, la mémoire infidèle, l'humeur chagrine; le sommeil lourd, peu réparateur; la copulation impossible; le moindre exercice suivi d'une fatigue insupportable.

Bientôt des ecchymoses de différentes grandeurs se feront remarquer sur différentes parties du corps, principalement sur les membres et aux endroits les plus déclives; les gencives se boursoufleront et deviendront saignantes; des hémorrhagies d'un sang noir et fluide se déclareront; une infiltration générale surviendra, et le malheureux pourra succomber s'il est forcé de continuer le même régime et si l'on ne substitue pas à ces aliments une nourriture plus saine et des boissons plus généreuses.

Des phénomènes analogues ou différents pourront être produits par la respiration d'un air délétère, tel que celui des marais, celui des amphithéâtres, enfin celui qui renferme une quantité plus ou moins grande de matières organiques en décomposition. Cet air, incessamment introduit dans le poumon, n'en altère nullement le tissu; mais le sang, qui vient s'y imprégner à chaque instant des principes de cet air, en recevra-t-il une influence aussi heureuse qu'il la recevrait de l'air pur et embaumé d'une vaste et belle campagne? Non, sans doute, et il ne tardera pas à se vicier de manière à donner naissance aux accidents les plus fâcheux. Telle est incontestablement la cause des maladies qui ravagent les bords des marais Pontins; telle est aussi la cause de tous les typhus, des maladies pestilentielles qui dévastent des contrées entières.

Ainsi le sang pourra être influencé directement par les aliments, par les boissons, par l'air atmosphérique; mais s'il peut l'être par ces causes que nous apprécions facilement, qui osera contester qu'il puisse l'être par d'autres qui nous échappent? Qui peut nous assurer que le calorique, l'électricité, la lumière, et surtout une multitude de principes fugitifs, n'exercent pas sur ce liquide une influence quelconque?

On vient de voir que le sang peut être altéré dans sa composition : combien sera-t-il plus facile de démontrer qu'il peut être trop abondant et trop riche! Un régime alimentaire trop succulent, l'usage habituel de vins exquis, l'inaction, le repos d'esprit, la tranquillité d'âme, la continence, etc., en un mot des pertes légères, une réparation abondante, ne produiront-ils pas cet effet? L'individu placé dans ces circonstances ne tardera pas à présenter des phénomènes particuliers; ces phénomènes seront produits par la congestion de tous les organes et seront caractérisés par les phénomènes suivants : la face sera rouge et animée, les yeux seront brillants; les lèvres vermeilles; la peau sera chaude et halitueuse, rosée, légèrement tuméfiée; les veines seront saillantes; le pouls sera fort, développé, fréquent; les battements du cœur se feront sentir avec véhémence, ils seront quelquefois intervertis dans leur type naturel; le sang sera compacte, riche, plastique; la respiration sera accélérée, gênée; il existera de l'oppression, causée par la présence dans le tissu pulmonaire d'une trop grande quantité de sang. La même cause pourra occasionner des douleurs intestinales et pervertir la digestion; l'urine sera fortement colorée; une céphalalgie ou plutôt une pesanteur de tête incommode, des vertiges, des éblouissements, des étourdissements, une insomnie opiniâtre ou une somnolence invincible, tourmenteront le malade; il existera des douleurs dans les membres, des lassitudes spontanées.

Tels seront les résultats d'une hématose trop facile et trop riche.

Maintenant, un individu placé dans les circonstances inverses ne devra-t-il pas offrir un état contraire? Des aliments insuffisants, l'usage forcé de l'eau simple, des veilles prolongées, des travaux d'esprit longtemps continués, un exercice pénible et immodéré, des excès dans les plaisirs de l'amour, enfin des pertes excessives, une réparation indigente, ne produiront-ils pas des effets opposés?

Face pâle, lèvres décolorées, yeux ternes et languissants; maigreur générale, peau froide; faiblesse, lenteur du pouls; contractions du cœur insensibles, quelquefois irrégulières; bruit de souffle; sang pâle, liquide, mou; gêne de la respiration déterminée par le défaut de puissance inspiratrice et par celui des stimulants nécessaires; sécrétions lentes, urines ténues; sentiment profond de faiblesse, désir du repos, incapacité morale et intellectuelle; vertiges, étourdissements; sommeil imparfait, locomotion presque impossible, ne seront-ils pas le tableau fidèle des effets déterminés par ces dernières causes?

Ainsi on vient de voir le sang, altéré dans sa composition, pécher par sa quantité trop grande ou trop petite. Mais la lymphe, mais l'agent nerveux, mais les fluides sécrétés, contenus dans des réservoirs particuliers, par quels priviléges seraient-ils exempts des mêmes altérations, des mêmes excès, des mêmes défauts?

Il faut donc reconnaître que *les fluides de l'économie animale peuvent être primitivement malades.*

Ils peuvent l'être par l'*excès* de tous leurs principes constituants, par le *défaut* de tous ces principes;

Par *excès* d'un ou de quelques-uns de ces principes, les autres restant à l'état normal;

Par *défaut* d'un ou de quelques-uns de ces principes, les autres restant à l'état normal;

Par *excès* des uns et par *défaut* des autres;

Enfin, par addition de principes hétérogènes.

Parallèle de la doctrine de Broussais et de l'organicisme.

On a reproché à l'organicisme d'être identique à la doctrine dite physiologique; on a reproché à son auteur de s'être emparé des idées de Broussais; on l'a considéré comme un servile imitateur, et on l'a enveloppé dans la même proscription. Ce que l'on vient de lire prouve que si l'organicisme est né du physiologisme, c'est pour le combattre. Toutes ses propositions fondamentales sont diamétralement opposées à celles de la doctrine dite physiologique.

Dans l'organicisme, la principale proposition, pour ainsi dire la seule, rejette les propriétés vitales.

Dans la doctrine physiologique, on admet ces propriétés, auxquelles on en ajoute une nouvelle sous le nom de *chimie vivante.*

Dans l'organicisme, on reconnaît que les organes peuvent être malades de beaucoup de manières différentes;

Dans la doctrine physiologique, on affirme qu'il n'existe qu'une seule et même maladie, que l'*irritation;* à peine mentionne-t-on, comme par exception, un autre état morbide.

Dans l'organicisme, on proclame que tous les organes peuvent être primitivement malades.

Dans la doctrine physiologique, l'estomac seul est susceptible d'être primitivement malade; dans quelques cas exceptionnels et rares, il le devient secondairement.

Dans l'organicisme, on professe que la nature

des maladies est très-variée; qu'il existe des maladies *spéciales* et des maladies *spécifiques;*

Dans la doctrine physiologique, on nie l'existence de ces maladies.

Dans l'organicisme, on établit que les fluides peuvent être malades, et même primitivement;

Dans la doctrine physiologique, on déverse le sarcasme contre cette manière de voir.

Dans l'organicisme, on enseigne que la faiblesse existe tout aussi bien que la force;

Dans la doctrine physiologique, il n'existe jamais qu'un surcroît de force.

Enfin, dans l'organicisme, le traitement des maladies doit être infiniment varié;

Dans la doctrine physiologique, le traitement est toujours le même, toujours plus ou moins débilitant: l'eau de gomme, la diète, les sangsues composent toute la matière médicale.

Qu'on juge maintenant de la prétendue identité des deux doctrines.

Les principes de philosophie médicale que nous venons d'exposer, nous les enseignons depuis vingt-cinq ans; leur sort a été singulier.

Les médecins qui ne descendent pas au fond des choses en ont adopté les conséquences en en rejetant les prémisses. Ainsi, au lit du malade, aucun d'eux ne s'occupe plus aujourd'hui des propriétés vitales ; vous n'entendez jamais parler des maladies des propriétés vitales, de leurs altérations, de leur augmentation, de leur diminution, de leur abolition. Dans les livres de pathologie, il n'en est pas question davantage : on voit bien, au silence que chacun garde, que leur règne est passé ; qu'à l'application, leur existence ne peut se soutenir. Ce résultat est bien certainement dû aux attaques répétées dont elles ont été le but dans nos cours depuis vingt-cinq ans. Eh bien ! interrogez ces mêmes médecins qui, dans la pratique, ne tiennent nul compte des propriétés vitales, vous verrez que tous, ou presque tous, en reconnaissent l'existence. Ainsi, l'organicisme est passé en pratique, tout le monde cherche le diagnostic au lit des malades ; personne ne croit plus au *dérangement*, aux *maladies des fonctions* indépendantes de celles des organes, et cependant, en théorie, tout le monde conserve sa croyance, ses préjugés.

Le petit nombre de ceux qui ont adopté les principes de l'organicisme s'imaginent qu'ils en sont les inventeurs, qu'ils n'en ont jamais eu d'autres, qu'*ils ont toujours pensé comme cela*. C'est ainsi que lorsque les faits sont établis, qu'ils sont devenus de la monnaie courante, chacun oublie où en était la science avant leur propagation, et ce qu'il a fallu d'efforts pour les découvrir, de luttes pour les soutenir, pour les faire adopter, et se les approprier comme lui appartenant. Ils sont à tout le monde, c'est la doctrine de l'école, c'est l'esprit du siècle, c'est l'état actuel de la science, dit-on, et l'auteur est oublié, dépouillé du mérite de les avoir établis; quand par hasard on pense à lui, il passe, auprès des uns, pour n'avoir rien trouvé, et auprès des autres, pour n'avoir propagé que des erreurs! — Que lui reste-t-il alors? — La conscience d'avoir fait quelque chose d'utile.

DEUXIÈME PARTIE

INFLUENCE DE L'ORGANICISME

SUR LA THÉRAPEUTIQUE DES MALADIES.

INFLUENCE DE L'ORGANICISME

SUR LA THÉRAPEUTIQUE DES MALADIES.

> La médecine n'aura atteint sa perfection que lorsqu'on pourra, par des signes certains, reconnaître le siége, l'étendue et la nature des altérations morbides, et fonder, sur ces données, une thérapeutique certaine.

Considérations générales sur le degré d'utilité de l'anatomie pathologique dans le traitement des maladies.

Tout ce qui est clair, positif, et surtout satisfaisant pour la raison, en médecine, nous vient de l'anatomie pathologique; tout ce qu'il y a d'obscur, d'incertain, de pénible pour l'esprit, n'est dû qu'à l'absence des lumières qu'elle nous donne. Quoi de plus satisfaisant, en effet, que l'accord régulier des symptômes, des altérations des organes, et des effets de nos moyens thérapeutiques ! Quoi de plus pénible que le désaccord de l'un de ces éléments avec les autres? Que peut-on désirer de mieux que de pouvoir juger, pendant la vie, par l'expression fonctionnelle, du développement, de l'état, du décroissement d'une altération viscérale, et de baser sur des données aussi sûres ses indications thérapeutiques? Quoi de plus regrettable que d'être privé de ces lumières, et d'être obligé de fonder son traitement sur des conjectures, sur les chances d'un vain hasard? C'est cependant à l'anatomie pathologique que nous devons de marcher avec cette assurance dans le traitement des maladies. Nier qu'elle ait eu cette influence, c'est nier le progrès de l'art; c'est nier que les travaux des Bonet, des Valsalva, des Morgagni, des Senac, des Portal, des Corvisart, des Bayle, des Laennec et de beaucoup d'auteurs vivants, aient eu aucune influence sur le traitement des maladies; c'est nier que l'étude de l'anatomie soit utile à quelque chose. A quoi bon, en effet, connaître les organes sains, si ce n'est pour mieux apprécier leurs altérations? Bien plus, c'est nier que le diagnostic des maladies soit la meilleure source des indications de traitement; c'est dire que pour traiter un malade, autant vaut ignorer ce qu'il a que de le savoir; c'est fermer les yeux à la lumière; c'est tomber dans l'absurde.

Dire que l'anatomie pathologique a éclairé le

diagnostic des maladies depuis près d'un siècle, c'est avancer un fait si évident que son énonciation est presque une trivialité. Dire que le diagnostic des maladies est la plus sûre base de leur traitement, que pour combattre une maladie il faut la connaître, c'est énoncer une vérité si simple, qu'on éprouve quelque pudeur à l'émettre. Tous les bons esprits sont d'accords sur ces points.

Qui le croirait? il s'est cependant trouvé de nos jours des médecins qui ont osé nier l'utilité du diagnostic dans le traitement des maladies.

L'auteur d'un système moderne affirme que toutes les altérations organiques sont le résultat d'une même cause morbifique, l'irritation, et par conséquent qu'il est inutile de chercher à les distinguer les unes des autres; que tout diagnostic est inutile, puisque le traitement est toujours le même. Ceci doit se déduire rigoureusement de ce qui nous a été dit à nous-même à propos des affections du cerveau; le raisonnement s'applique incontestablement à toutes les maladies, puisqu'elles sont les mêmes pour tous les organes :

« L'auteur s'occupe, en terminant son ouvrage,
« à distinguer la maladie des congestions san-
« guines cérébrales, des congestions séreuses ou
« de l'hydrocéphale, des arachnitis, des apoplexies
« nerveuses, auxquelles il ne croit pas, à mon avis,

« avec beaucoup de raison, des apoplexies san-
« guines, des cancers du cerveau, des tumeurs
« fongueuses de la dure-mère, des acéphalocystes
« ou hydatides, des tubercules du cerveau, des
« tumeurs osseuses des parois internes du crâne;
« enfin, des affections admises comme nerveuses,
« telles que la syncope, l'asphyxie, la léthargie,
« l'épilepsie, la catalepsie.

« *Toutes ces affections*, excepté la syncope et l'as-
« phyxie, *sont, aussi bien que le ramollissement, des*
« *effets de l'irritation cérébrale, et comme le traitement*
« *de toute irritation de ce viscère est absolument le*
« *même, ces nuances d'altération ne peuvent être con-*
« *sidérées que comme des traces un peu différentes*
« *d'une affection toujours la même, et non pas comme*
« *des maladies de diverses natures.* A QUOI BON SER-
« VIRAIT LA PRÉTENTION DE LES DISTINGUER AVANT
« DE LES COMBATTRE? etc. [1] »

Un autre médecin, vraisemblement effrayé des résultats où pouvait mener l'abus du raisonnement, a été conduit à soutenir que *l'empirisme seul, l'empirisme pur, devait diriger dans l'étude et dans la pratique de la médecine;* et comme tout diagnostic d'affection interne ne peut être que le résultat d'un

[1] *Examen des doctrines médicales*, etc., par F.-J.-V. Broussais, etc. A Paris, chez Méquignon-Marvis, 1821, p. 770.

travail intellectuel, il l'a d'abord considéré comme sujet à erreur, comme douteux et comme inconnu dans une multitude de cas; en second lieu, ayant vu guérir une foule de maladies sous l'influence du traitement le moins rationnel, il en a conclu que le diagnostic et le raisonnement ne pouvaient servir à rien, puisque l'expérience démentait presque constamment les données qu'ils pouvaient fournir.

Cependant, quoi de plus satisfaisant que la connaissance exacte, pendant la vie, du siége, de l'étendue et de la nature de la maladie? sur quels fondements plus solides veut-on en asseoir le traitement?

Pour apprécier toute l'influence de l'anatomie pathologique sur le traitement des maladies, il est donc nécessaire d'établir la valeur réelle du diagnostic local et différentiel dans les indications thérapeutiques. Si nous parvenons à prouver que le diagnostic local et le diagnostic différentiel fournissent pour le traitement les données les plus importantes, les plus sûres, les plus certaines, il demeurera démontré que l'anatomie pathologique, qui a éclairé cette espèce de diagnostic, a donné et donne tous les jours les indications les plus précieuses dans le traitement des maladies.

La certitude de la médecine se révèle à nous par le triple accord de la lésion fonctionnelle, de la lésion organique et de l'action des puissances thérapeutiques. Le médecin ami de son art et de l'humanité éprouve de cet accord une satisfaction de conscience et d'amour-propre, qui résulte autant de la conviction acquise qu'il tient en lui le pouvoir inappréciable d'être utile à son semblable, que du sentiment d'avoir évité l'erreur, d'avoir trouvé la vérité.

Quoi de plus propre à produire cette satisfaction que de pouvoir dire : Il existe dans tel organe une lésion de telle étendue, de telle nature, et tel mode de traitement la fera disparaître ?

Voyez ce malade : il éprouve une douleur profonde dans l'un des côtés de la poitrine; le son rendu par la percussion est obscur dans cette région; le murmure respiratoire s'y fait mal entendre; on y perçoit de la crépitation et du souffle bronchique, et cela dans une étendue donnée; la toux est suivie de crachats rouillés et visqueux. Le malade est fort, jeune; la peau est chaude, le visage animé; le pouls bat avec force. L'anatomie pathologique vous a appris que dans ce cas un travail inflammatoire a appelé les fluides dans une portion du parenchyme pulmonaire; ce parenchyme pénétré de sang est rouge, friable, imperméable à l'air. Vous le voyez pendant la vie; vous touchez l'altération au doigt; vous concluez que les moyens capables d'enlever l'hypérémie diminueront et feront disparaître les accidents. Vous saignez le malade : la fièvre tombe; la douleur s'affaiblit et s'éteint; la crépitation cesse de se faire entendre, ainsi que la respiration bronchique; le murmure vésiculaire renaît; la toux diminue; la matière expectorée n'est plus sanguinolente; le son redevient clair par la percussion. Le malade guérit. Est-ce là de la certitude? est-ce là la perfection de l'art? Et ce sont les cas les plus ordinaires!

Veut-on un autre exemple non moins satisfaisant? Un individu, au milieu d'une santé brillante, tombe et perd connaissance; sa face est rouge, animée; ses yeux saillants, ses lèvres injectées; ses artères temporales battent avec force; son pouls est plein, développé; la respiration fréquente. Ses sens sont insensibles aux impressions extérieures; une hémorrhagie s'est opérée dans le côté du cerveau opposé à la paralysie : il faut l'arrêter et favoriser l'absorption. Vous saignez largement le malade : la compression cesse, la connaissance revient; les sens sont impressionnés par leurs excitants propres; les phénomènes généraux diminuent d'intensité. La paralysie seule persiste, mais moins profonde; de jour en jour elle diminue et finit par disparaître. L'anatomie pathologique vous a appris par quelles phases la lésion locale a passé pendant la durée de la maladie; elle vous a dicté le traitement convenable. N'est-ce pas encore là le comble de la certitude de l'art, la dernière limite de sa perfection? et c'est à l'anatomie pathologique qu'on le doit! Que n'en est-il de même pour toutes les affections!

Les détracteurs du diagnostic local et différentiel pensent que les symptômes seuls suffisent pour établir le traitement; ils s'appuient sur l'exemple et l'autorité des médecins de l'antiquité, qui n'avaient pas d'autres guides dans leurs indications thérapeutiques, puisque l'anatomie pathologique leur était inconnue, et n'a guère pris naissance que vers la fin du XVIIe siècle. Voyons jusqu'à quel point leur opinion est fondée, et s'il serait vrai que les travaux de tant de génies modernes n'aient ajouté aucune richesse à l'art de guérir, et que leurs efforts n'aient eu d'autre résultat que de satisfaire une stérile curiosité.

Les symptômes seuls peuvent-ils conduire à un traitement rationnel?

Il est des hommes d'un esprit distingué qui soutiennent que les symptômes seuls peuvent donner des indications thérapeutiques suffisantes. Vous les voyez, dans leurs prescriptions, associer des médicaments dirigés contre chacun des phénomènes morbides présentés par le malade; ils appellent cela faire de la médecine analytique. L'un des plus célèbres médecins de l'école de Montpellier, Barthez, procédait ainsi : dans la pleurésie, par exemple, il administrait des médicaments contre la douleur, l'opium; contre l'inflammation, la saignée; des cataplasmes contre la chaleur, contre la fluxion. Il appelait cela de l'analyse, et ses disciples de crier à la merveille! J'ai vu des médecins donner à un malade des remèdes contre les sueurs, contre le dévoiement, contre l'infiltration, et j'ai vu de jeunes médecins admirer cette habile et savante médication.

Les partisans de la médecine du symptôme disent : Puisque les symptômes traduisent exactement au dehors la maladie locale et ses différences, qu'on se borne à étudier exactement les diverses espèces de symptômes, à quoi bon remonter plus haut? Lorsque l'expérience aura suffisamment démontré, par une série de faits assez nombreux, que tel groupe de symptômes se montre constamment dans un certain ordre, et guérit sous l'influence de telle médication, qu'a-t-on besoin d'en savoir davantage? Sans doute, si l'on pouvait parvenir à quelque chose de positif par cette manière de procéder; mais deux mille ans d'observation ont prouvé qu'on ne pouvait arriver qu'à des erreurs par cette voie.

Mais encore ce raisonnement n'est-il que spécieux. Comment est-on parvenu à savoir que les symptômes traduisaient exactement telle lésion locale? C'est sans doute en voyant la lésion locale après avoir observé le symptôme. C'est donc à l'anatomie pathologique qu'on est redevable de savoir que tel symptôme ou tel groupe de symptômes constituent telle ou telle affection; c'est donc l'anatomie pathologique qui est la source de toute certitude médicale; c'est donc toujours à elle qu'il faut remonter. Cela est si vrai, que même aujourd'hui les médecins les plus exercés dans l'art précieux, mais si difficile du diagnostic, sentent toujours la nécessité de recourir à l'ouverture du corps, lorsque le malade succombe, pour confirmer leur jugement, et que les bons esprits s'accordent enfin à reconnaître qu'il ne peut y avoir d'observation médicale complète, c'est-à-dire d'observation certaine, incontestable, sans ce contrôle irrécusable.

Mais prenons dans la symptomatologie quelques exemples pour faire toucher au doigt l'insuffisance des symptômes comme indications thérapeutiques.

Commençons par la digestion.

Un malade se présente avec une déglutition difficile. Voilà un symptôme. Ira-t-on, d'après ce symptôme, indiquer un traitement? Non, sans doute. La difficulté de la déglutition peut dépendre de causes *organiques* fort différentes, d'inflammations très-variées, simples, spécifiques, d'ulcérations, de dégénérescences cancéreuses et autres, de compression mécanique exercée par une tumeur voisine, anévrysmatique ou autre; elle peut dépendre de la présence d'un corps étranger, de paralysie. Irez-vous dans tous ces cas faire le même traitement? Le symptôme est le même : c'est toujours la même difficulté de la déglutition. Qui vous a éclairé sur la différence des maladies qui le produisent? C'est l'inspection des parties malades; c'est l'anatomie pathologique. C'est elle qui vous a fait reconnaître ces diverses altérations; c'est elle qui vous a forcé à chercher, dans les nuances que présentent les expressions fonctionnelles, les signes qui distinguent ces altérations, et qui vous a conduit à les traiter comme il convient à chacune d'elles, c'est-à-dire d'une manière bien différente.

Poursuivons.

Un malade vomit. N'importe pour l'instant la matière vomie; n'examinons que l'acte, que le symptôme. Pouvait-on savoir, avant d'y avoir regardé, c'est-à-dire avant d'avoir employé les ressources exploratrices de l'anatomie pathologique, quelles étaient les causes organiques du vomissement? Non, certes : c'est à elle que l'on doit de savoir que le vomissement peut être occasionné par une multitude de lésions diverses; qu'il peut dépendre de la gastrite, de l'embarras gastrique, de l'indigestion, d'un état nerveux particulier, du ramollissement de la membrane muqueuse de l'estomac, du cancer, du fongus de ce viscère, d'un étranglement intérieur, d'une néphrite, d'une péritonite. Pense-t-on que le même traitement puisse convenir dans tous les cas? Non, sans doute. Que penser alors des anti-émétiques de Lazare Rivière, administrés encore par des médecins de nos jours, toutes les fois qu'un vomissement est opiniâtre? Mais comment feraient-ils autrement, les jeunes médecins entre les mains desquels on met des formulaires où se trouvent exposés, sans critique, des médicaments, des formules anti-émétiques! Croit-on que ces anti-émétiques n'exaspéreront pas la gastrite, le cancer de l'estomac, et ne pourront pas conduire le malade au tombeau? Et dès lors qui niera que l'anatomie pathologique n'ait rendu les services les plus éminents, en faisant connaître la diversité des causes organiques qui produisent le vomissement, et en forçant les médecins à chercher à les distinguer pendant la vie?

Circonscrivons-nous dans un exemple plus restreint; prenons l'hématémèse. Je suppose, pour un moment, que l'on ait bien déterminé que le sang vient de l'estomac et non du poumon, distinction qui, pour le dire en passant, est encore un fruit de l'anatomie pathologique. L'hématémèse, longtemps considérée comme une maladie, n'est encore qu'un symptôme. Qui va nous apprendre à quelle lésion organique il appartient, si ce n'est l'anatomie pathologique? Elle va nous apprendre que l'hématémèse peut être l'effet d'une simple exhalation *primitive*, avec hypersthénie ou hyposthénie; *consécutive* d'une affection organique éloignée; *supplémentaire* d'une autre hémorrhagie, et peut-être *critique;* qu'elle peut être *symptomatique* d'une ulcération, d'un cancer. Dans tous ces cas, n'aura-t-elle pas été d'une immense utilité, en faisant appliquer à chacune de ces espèces le traitement qui lui convient?

Prenons encore pour exemple les tumeurs abdominales. Certes, c'est bien à l'anatomie pathologique que l'on doit de savoir que ces tumeurs peuvent être formées par un abcès, un anévrysme de quelques gros vaisseaux, un amas endurci de matières fécales, un étranglement interne, une dégénérescence cancéreuse, polypeuse, fibreuse, un kyste, etc. On me dira que si elle a appris cela, elle n'a guère appris les moyens de les guérir.

Voyons cependant. Une femme âgée entre à l'infirmerie de la Salpétrière : depuis longtemps elle vomissait ; elle n'éprouvait pas de phénomènes de réaction. Pinel examine la malade, la palpe, et reconnaît une tumeur dure, circonscrite, mobile, vers la région épigastrique; il signale un cancer de l'estomac. Cependant un examen plus attentif me fait soupçonner que la tumeur dépend d'une agglomération de fèces dans la portion transverse du côlon : j'administre un purgatif; une abondante évacuation a lieu ; la malade est guérie.

Passons sur les autres symptômes fournis par les fonctions digestives ; passons sous silence les douleurs abdominales qui accompagnent toutes les maladies de tous les viscères abdominaux, et contre lesquelles les médecins symptomatistes dirigent le même remède, l'opium. Arrivons à la constipation. C'est encore un symptôme. Mais ici, pour faire sentir l'utilité du diagnostic, et par conséquent celle de l'anatomie pathologique, qui l'éclaire, je vais citer simplement un fait dont j'ai été le témoin.

Une dame de quarante-cinq ans environ éprouvait depuis longtemps une constipation opiniâtre. C'était à l'époque où la doctrine de l'irritation, ayant fasciné beaucoup de jeunes esprits, appliquée sans réserve et sans discernement, avait ôté à un grand nombre jusqu'à la faculté de réfléchir. Un médecin imbu des principes de cette nouvelle doctrine fut appelé à donner des soins à la malade. Attribuant la constipation à l'*irritation*, comme de raison, ce médecin fit appliquer des sangsues en assez grand nombre et réitérées à l'anus. La constipation persista avec opiniâtreté; la panacée échoua. Vint un autre médecin, dont la doctrine était que la constipation tenait à la paresse des intestins. Il déclara qu'on avait eu grand tort d'appliquer des sangsues, qu'on avait aggravé le mal, au lieu de le diminuer; sans plus d'examen, il ordonna un purgatif. Des coliques violentes, non suivies d'évacuations, furent l'effet du remède. Vint enfin un troisième médecin, qui, pensant qu'il ne pouvait y avoir de traitement rationnel que celui qui est fondé sur le diagnostic, examina la malade, la palpa avec attention, et reconnut dans le petit bassin une tumeur de la grosseur du poing, laquelle fut bientôt reconnue appartenir à l'ovaire gauche, et qui comprimait fortement le rectum. Ce dernier médecin pensa que si l'on pouvait dilater mécaniquement l'intestin, faire cesser la compression, on pourrait produire la disparition de la constipation. Il fit donc coucher la malade sur le flanc droit, de sorte que le poids de la tumeur servît plutôt à dilater qu'à resserrer l'intestin;

il fit injecter de l'eau dans le côlon, et bientôt une abondante défécation vint délivrer la malade de tous les accidents auxquels elle était en proie. Je dois ajouter, comme un fait assez intéressant, que la tumeur avait contracté des adhérences avec le rectum : ce qui fut rendu évident par l'évacuation d'une grande quantité d'hydatides qui survint quelque temps après, et fut suivie d'une diminution notable dans le volume de la tumeur.

Voilà seulement quelques points donnés par les fonctions digestives. Si nous voulions passer en revue toute la symptomatologie, nous verrions combien l'anatomie pathologique a jeté de clarté sur la valeur diagnostique de la plupart des expressions fonctionnelles, et par conséquent sur le traitement qui convient dans les diverses altérations organiques qu'elles accompagnent; mais le développement de ces propositions donnerait naissance à un long ouvrage. Ce sont les principes que nous avons exposés dans nos divers écrits, et principalement dans notre *Médecine clinique.*

Il existe cependant, il faut le dire, des phénomènes morbides qui, lorqu'ils se trouvent réunis en certain nombre, acquièrent une valeur thérapeutique très-importante, et peuvent même, indépendamment de la connaissance de la lésion locale, servir à fonder le traitement du malade.

Mais, admettant que c'est à l'*anatomie pathologique* que la médecine moderne doit son immense supériorité sur la médecine antique, en admettant qu'elle a éclairé de sa vive lumière une multitude de maladies, et qu'elle en a, par conséquent, rendu le traitement plus sûr, plus rationnel, plus efficace, nous sommes loin de penser que son utilité soit sans bornes; nous voulons seulement dire qu'elle donne les bases les plus solides sur lesquelles on puisse asseoir la thérapeutique. Malheureusement un trop grand nombre de maladies échappent à nos investigations, et ne laissent après elles aucune trace. Nous verrons que, dans ces maladies, le traitement est en général aussi peu avancé que les connaissances des lésions locales, et qu'elles échappent ordinairement aux moyens de l'art, ou guérissent sans eux.

Nous n'ignorons pas que les causes des maladies fournissent souvent seules les indications thérapeutiques, indépendamment de la connaissance des lésions anatomiques.

Nous n'ignorons pas qu'une multitude d'autres circonstances, indépendantes de la lésion organique, ne doivent modifier le traitement des maladies. Ces circonstances sont : la marche, la durée des maladies, les forces des malades, leur âge, leur constitution, leur sexe, les habitudes, les idiosyncrasies.

La nature de la maladie doit surtout imprimer à son traitement une immense modification.

Il est même des maladies simples qui, par le caractère particulier qu'elles revêtent d'hypersthénie ou d'hyposthénie, exigent un traitement absolument différent.

Enfin, pour tout dire, nous devons avouer que les expressions fonctionnelles ne traduisent pas toujours exactement les altérations anatomiques, et par conséquent que celles-ci ne peuvent, dans ce cas, servir de base à la thérapeutique.

Il est d'ailleurs des indications que l'on peut appeler générales, et sur lesquelles on peut fonder un traitement convenable.

Nous allons développer ces propositions dans autant de paragraphes particuliers.

La lésion anatomique constitue-t-elle l'essence de la maladie? Est-elle seule la maladie? N'y a-t-il rien au delà?

L'une des objections que les antagonistes de l'anatomie pathologique répètent le plus volontiers, le plus fréquemment, est celle-ci : « Mais la lésion « anatomique ne constitue pas l'essence de la ma-

« ladie ; elle n'est elle-même qu'un effet, par consé-
« quent elle n'est qu'un symptôme, elle n'a pas plus
« de valeur; en remontant à la lésion anatomique,
« vous ne faites que reculer la difficulté, vous ne
« la résolvez pas. » Ceci mérite que nous nous y arrêtions. Il est bien vrai de dire que, dans le plus grand nombre des cas, l'altération organique n'est qu'un effet. Cela est ainsi toutes les fois que la maladie reconnaît une cause spécifique, et même toutes les fois qu'elle reconnaît une cause spontanée qui nous échappe. Dans les affections simples, cela n'est pas ainsi ; mais ce sont les cas les plus rares. Ainsi, nous accordons bien que la lésion anatomique n'est en général qu'un effet secondaire, qu'elle ne constitue pas l'essence de la maladie ; mais c'est le dernier point auquel l'observateur puisse s'arrêter : au delà, il n'y a plus que conjectures, il n'y a plus que ténèbres. C'est ici qu'est applicable cette sage sentence de Gaubius, que M. Chomel a prise pour l'épigraphe de sa *Pathologie générale : Melius est sistere gradum quam progredi per tenebras*. Sous peine de retomber dans les dégoûtantes erreurs où l'étude des causes prochaines jeta nos devanciers, il faut savoir s'arrêter. La lésion anatomique tombe sous les sens ; elle est susceptible d'être étudiée sous les rapports physiques et chimiques, d'être suivie dans ses phases

successives depuis son apparition jusqu'à sa terminaison. Elle offre un point solide sur lequel l'esprit peut s'appuyer; c'est l'effet le moins douteux, le moins variable, le plus positif, le plus facile à saisir de tous ceux que déterminent les causes morbifiques. Il doit donc être considéré comme le phénomène le plus important des maladies; il doit être préféré aux expressions fonctionnelles, fugitives de leur nature, et la plupart du temps sujettes à erreur.

Et maintenant, en considérant toujours comme un effet la lésion anatomique, quel effet plus que celui-ci est capable de faire reconnaître l'essence, la nature intime des maladies, autant du moins qu'il nous est donné de connaître l'essence de quelque chose?

Les chimistes, les physiciens connaissent-ils l'essence de la gravitation, l'essence de l'électricité, l'essence du calorique? Non, certes, ils n'en connaissent que les effets. La chute des graves, le mouvement uniformément accéléré, les étincelles, les attractions et les répulsions, la dilatation et la contraction des corps, etc. : voilà les phénomènes qui leur révèlent une cause, une puissance occulte, inconnue, qu'ils ont nommée attraction, électricité, calorique, mais dont l'essence leur échappe. Eh bien! les lésions anatomiques sont, pour les médecins, le mouvement uniformément accéléré, les étincelles, les attractions, les répulsions, la dilatation, la contraction des corps : elles lui dévoilent une cause spéciale qui a dû produire cet effet, et cela tout aussi sûrement que les phénomènes physiques dont nous venons de parler révèlent au physicien la cause qui les fait naître. En effet, si les lésions que nous trouvons après la mort présentent toujours un certain caractère, ne sera-t-on pas conduit à admettre qu'une cause particulière leur donne naissance? ne remontera-t-on pas à une cause toxique, par exemple, si la lésion anatomique est trop peu étendue, trop peu grave, pour rendre compte des désordres fonctionnels observés pendant la vie, pour expliquer la mort? de même que l'éruption des pustules varioliques, des exanthèmes morbilleux, scarlatineux, forceront de remonter à une cause spécifique qui les produit et constitue la circonstance principale de la maladie. Qu'on ne s'étonne plus si nous les considérons maintenant comme le plus solide fondement des indications thérapeutiques [1].

[1] Il paraît en ce moment, dans un journal, une série d'articles sur l'école de Paris qui prouvent de la manière la plus irrécusable que l'auteur ne connaît pas les principes de l'organicisme. La plupart de ceux qui se complaisent dans les mêmes critiques se créent un système à eux, un organicisme de leur

Mais les symptômes sont-ils toujours en rapport avec les lésions organiques, et peuvent-ils dans tous les cas les traduire au dehors pendant la vie?

Les altérations anatomiques sont-elles toujours en rapport avec les altérations fonctionnelles?

Il s'en faut de beaucoup, malheureusement pour la clarté et la certitude de l'art, que les altérations

façon. Ils imaginent des propositions exclusives, impossibles, qu'ils se donnent le facile plaisir de frapper à outrance et de réduire à néant. Comment comprendre autrement les reproches qu'ils font à l'école de Paris, puisque ces reproches se basent sur des vérités dont l'organicisme s'est tout d'abord déclaré le propagateur? Reproches d'une telle nature, d'ailleurs, qu'il faudrait supposer, s'ils étaient fondés, que les professeurs de cette école sont entièrement dépourvus d'intelligence. Ceci, à la vérité, n'est pas énoncé explicitement; mais on voit bien que c'est le fond de la pensée de l'auteur. La lecture de quelques-uns de nos écrits, entre autres de notre ouvrage sur la *Médecine clinique*, eût suffi, nous n'en doutons pas, pour arrêter sinon désarmer la critique. On nous répondra que nous demandons beaucoup. — Soit. Mais alors, trouvez un moyen de ne pas frapper à faux.

Nous ne nous arrêterions pas à signaler ces critiques peu justes, si elles n'étaient de nature à produire un effet fâcheux sur l'esprit d'une certaine classe de lecteurs, en leur persuadant que tels sont en réalité les principes de l'école organique. Nous espérons que la réimpression de ces principes répondra suffisamment aux objections qu'on adresse à cette doctrine.

fonctionnelles soient toujours en harmonie avec les altérations organiques. L'expérience la plus commune a fait voir à tout le monde qu'il existait souvent des désordres fonctionnels considérables là où l'on ne trouvait après la mort que de très-légères altérations anatomiques; bien plus, que dans quelques cas, rares à la vérité, on ne trouvait après la mort aucune espèce d'altération, aucun vestige de cause organique de la cessation de la vie; que dans d'autres cas, on rencontrait des altérations considérables qui, pendant la vie, n'avaient produit aucun dérangement fonctionnel. Ces cas-là existent, ils sont incontestables, malheureusement pour la certitude de l'art et pour le bien de l'humanité. Mais ce sont des faits exceptionnels, et qui diminuent tous les jours, à mesure que l'anatomie pathologique et nos moyens d'investigation font plus de progrès. Peut-être viendra-t-il un jour où toutes ces discordances disparaîtront entièrement. Aujourd'hui, nous ne pouvons que déplorer qu'il existe encore des faits de cette nature [1].

Ces anomalies dépendent de quelques circonstances dont il est quelquefois possible de se rendre compte.

[1] *Des symptômes des maladies considérés dans leurs rapports avec les lésions anatomiques;* thèse pour l'agrégation, le 8 août 1832, par Natalis Guillot.

Ces anomalies peuvent dépendre du degré d'excitabilité du sujet, de l'état d'exaltation ou de faiblesse du système nerveux, de l'intensité et de la nature de la cause qui a produit la maladie, du mode plus ou moins lent, plus ou moins rapide de développement de cette maladie.

Déjà l'on sait que chez les enfants, chez les femmes et chez les individus doués d'une constitution nerveuse, les phénomènes généraux, d'ensemble, sympathiques, sont bien plus prononcés que chez les individus d'un autre âge, d'un autre sexe, d'une autre constitution. Chez les premiers, dès qu'un organe est atteint, toute l'économie animale semble participer à sa souffrance, et chaque organe manifeste sa douleur par des désordres tellement prononcés qu'il est impossible souvent de discerner quel est celui qui a été primitivement frappé; il est même quelquefois difficile de prononcer s'ils ne le sont pas tous ensemble, et d'autres fois s'il en est un qui le soit plus que les autres.

Dans d'autres cas, l'inverse a lieu. Chez les vieillards principalement, chez les individus atoniques, peu sensibles, un organe est souvent altéré, sans que le malade éprouve la plus légère douleur; il n'a nullement le sentiment de sa destruction. Les ravages organiques les plus profonds se produisent sans que la victime en ait la conscience, et la mort arrive sans que ni le patient, ni les personnes qui l'entourent, ni les médecins, se soient aperçus de son approche. Telles sont les maladies latentes, fléaux des personnes dont l'âge a miné le système nerveux.

D'autres fois, des maladies lentes dans leur marche, envahissant de proche en proche et d'une manière insensible les molécules organiques les unes après les autres, habituent, pour ainsi dire, les organes à leur présence. Ceux-ci continuent d'exercer leurs fonctions d'une manière assez normale; puis il arrive un moment où, l'envahissement ne pouvant aller plus loin, un changement subit s'opère, tel que la rupture d'un vaisseau, ou la destruction d'un seul rameau bronchique qui restât pour livrer passage à l'air nécessaire à l'entretien de la vie (si la maladie occupe le poumon), etc., et l'individu qui, peu auparavant, ne paraissait pas malade, succombe tout à coup. A l'ouverture de son corps, l'on s'étonne qu'il ait pu vivre si longtemps! On ne peut concevoir qu'une si vaste altération ait pu permettre une si longue carrière, lorsqu'une lésion presque imperceptible occasionne si souvent le trépas! et de gémir alors sur l'incertitude et l'impuissance de l'art!

La cause qui produit la maladie ou la mort peut

être aussi d'une telle nature ou d'une telle intensité, qu'elle ne laisse après elle aucune trace de son passage. Telles sont beaucoup de causes toxiques. La cause du choléra agissait quelquefois avec une telle violence, que l'individu succombait en peu d'heures; à l'autopsie, on ne trouvait aucun vestige de maladie. La foudre tue souvent de la même manière; certains gaz, l'acide hydrocyanique et la plupart des poisons végétaux ne laissent après eux aucune trace.

Les altérations anatomiques chroniques ne se traduisent en général au dehors que par des expressions fonctionnelles presque semblables : ainsi le cancer du cerveau, le tubercule, l'acéphalocyste, etc., n'ont guère, dans l'état actuel de la science, que des symptômes analogues, peu propres à les faire distinguer les uns des autres d'une manière positive. Il en est de même des altérations chroniques du poumon et des autres viscères.

Ces faits sont à la connaissance de tous les observateurs. Sans doute, pour la régularité de la science, il vaudrait mieux qu'ils n'existassent pas. Il faut les accepter tels qu'ils sont, puisqu'ils sont. Ce n'est certes pas une raison pour rejeter les principes de l'organicisme, applicables dans la très-grande majorité des circonstances. Sans doute, un jour viendra où tous ces cas anormaux cesseront d'être tels. Déjà, depuis la percussion et l'auscultation, inventées ou perfectionnées de nos jours, il n'existe plus de pneumonies, de pleurésies vraiment latentes pour le médecin attentif et exercé. Je suis profondément convaincu que, pour les autres organes, les altérations anormales diminueront à mesure que les moyens d'investigation se perfectionneront, et que l'anatomie pathologique fera plus de progrès : ce sera, sans doute, elle encore qui portera sa lumière sur ces cas obscurs et difficiles.

Ainsi, bien que dans quelques cas il y ait vraiment défaut de rapport entre la lésion locale et les symptômes, ces cas sont trop rares pour être une objection valable contre l'utilité de l'anatomie pathologique ; ils ne pourraient être de quelque poids qu'autant que leur fréquence serait telle qu'elle pût rendre douteux tout diagnostic local.

Indications thérapeutiques générales d'après lesquelles on peut établir un traitement rationnel, indépendamment de la connaissance de l'altération anatomique.

Un des arguments les plus puissants que fassent valoir les antagonistes de l'anatomie pathologique, relativement à son utilité thérapeutique, c'est qu'il existe une foule de sources d'indications au moyen desquelles on peut se passer de diagnostic local et différentiel. Ces indications thérapeutiques, qu'on peut appeler *générales*, parce qu'elles s'appliquent à tous les cas, sont incontestables; elles servent même merveilleusement le médecin lorsqu'il ignore le siége et la nature de la maladie. Pour apprécier avec exactitude le degré d'utilité thérapeutique de l'anatomie pathalogique, la justice et la raison exigent que nous signalions ces sources générales d'indications.

La première, la plus importante, se tire de la réunion d'un certain nombre de symptômes, qui tantôt exigent le traitement antiphlogistique, tantôt le traitement tonique, et quelquefois, mais plus rarement, un traitement spécial. Les causes des maladies fournissent encore souvent seules les indications de traitement; puis les circonstances de l'âge, du sexe des malades, de leur constitution, de leurs habitudes, des maladies antécédentes, des lieux qu'ils habitent, de leurs professions.

Des phénomènes morbides qui seuls, et indépendamment de la connaissance de la lésion locale, peuvent servir de base à un traitement convenable.

Quoique la médecine du symptôme soit la plus pitoyable de toutes les médecines, c'est-à-dire la plus sujette à erreur, et par conséquent la plus dangereuse, on ne peut disconvenir que dans une multitude de cas où l'on ignore le diagnostic local, on ne soit obligé d'y recourir, et que bien souvent un groupe de symptômes ne suffise pour établir un traitement vraiment utile. Ainsi, quelle que soit la lésion anatomique existante, il est incontestable que les phénomènes morbides suivants ont par eux-mêmes une valeur réelle, Ainsi nous reconnaîtrons comme indiquant *en général* le traitement antiphlogistique :

La soif vive; la rougeur, la sécheresse, la rudesse de la langue; son augmentation de volume, quelquefois sa diminution, sa consistance, ses éruptions aphtheuses ou autres; l'adhérence et la viscosité des enduits qui la couvrent; la rougeur et le gonflement des parties de l'arrière-bouche; la douleur dans la déglutition; les nausées, le vomissement, au moins dans un grand nombre de cas; les matières bilieuses, muqueuses, le sang, rendus par cet acte morbide; sa fréquence et les douleurs qu'il occasionne; la douleur épigastrique, surtout lorsqu'elle augmente beaucoup par la pression; la constipation, le dévoiement, la douleur d'entrailles; la dureté, la tension, le météorisme du ventre; la douleur de la défécation; la liquidité ou l'extrême consistance des fèces, leur couleur rougeâtre, le sang qu'elles contiennent;

La force, la fréquence, la grandeur, la dureté du pouls; le battement des artères carotides, temporales, de l'aorte abdominale; l'activité de la circulation capillaire; le gonflement, la tension des veines superficielles; la consistance, la couleur vermeille du sang, la présence de la croûte inflammatoire, l'absence de sérosité, quelquefois la rougeur des vaisseaux lymphatiques; la force des battements du cœur, du choc, de l'impulsion de ses pulsations, leur fréquence;

La fréquence, la gêne de la respiration, au moins dans les états aigus; le stertor, le ronflement, le clangor, la chaleur de l'air expiré; le râle crépitant, l'absence de la respiration; le râle muqueux, quelquefois l'égophonie; le son mat rendu par la percussion; la toux fréquente, douloureuse, sèche; la difficulté, la douleur de l'expectoration; les crachats sanglants, rouillés, visqueux, tenaces, leur âcreté, leur chaleur; la douleur au côté du thorax, etc.;

La chaleur vive et générale, son augmentation partielle dans certains cas; la sécheresse de la peau;

La diminution des exhalations; la sécheresse, la chaleur des membranes muqueuses; la diminution et, dans certains cas, l'augmentation des exhalations séreuses ; les exhalations sanglantes, actives, idiopathiques, symptomatiques, supplémentaires ; la suppression ou simplement la diminution d'une hémorrhagie habituelle ; la rougeur et la sécheresse des surfaces qui suppurent ;

L'abondance des larmes, leur suppression ; une salivation abondante, ou, au contraire, sa diminution : la difficulté et la douleur de l'excrétion salivaire, une augmentation considérable dans la sécrétion biliaire ; la rareté, la rougeur, la chaleur des urines, quelquefois leur transparence, leur ténuité, rarement leur augmentation ; l'hématurie, la miction difficile et douloureuse ;

L'embonpoint, l'hypertrophie générale ou partielle ; une attitude ferme et assurée, une grande agitation ; la fermeté des chairs, la largeur des cavités, le développement des traits ; la couleur rosée, rouge de la peau, sa chaleur, son augmentation de volume, l'expression assurée et animée de la face, sa coloration vive, sa consistance ferme, rénitente, son augmentation de volume ; les yeux brillants, rouges, fixes, injectés ; l'augmentation de la contractilité musculaire, quelquefois les lassitudes générales, les douleurs des membres, la paralysie récente ;

La force de la voix ou au contraire sa faiblesse, dans les maladies aiguës des voies aériennes ;

l'exaltation de la sensibilité générale, quelquefois sa diminution ou même son abolition; l'intensité de la douleur, lorsqu'elle est inflammatoire ;

L'exaltation des sens, dans certains cas leur perversion; le délire aigu, et principalement le délire bruyant, furieux; l'insomnie ou le sommeil agité, troublé par des rêves; quelquefois la stupeur, la somnolence;

Enfin, la diminution ou la suppression des menstrues.

Telle est la série des signes qui exigent plus particulièrement l'usage des moyens antiphlogistiques; mais il faut bien se garder d'oublier que ces assertions ne sont point absolues, qu'elles ne sont que relatives; que dans beaucoup de cas, un grand nombre de ces phénomènes morbides ne réclament point un traitement antiphlogistique; que dans un grand nombre d'autres, des phénomènes en apparence inverses peuvent l'exiger. Il ne faut pas oublier que les signes que nous venons d'exposer ont la signification thérapeutique que nous leur attribuons, surtout dans les maladies aiguës et dans leur principe; enfin il ne faut pas oublier que le traitement antiphlogistique est loin d'être le même dans tous les cas.

Un point sur lequel nous devons attirer l'attention du lecteur, c'est le cas des phlegmasies suraiguës, chez des sujets jeunes et vigoureux, lesquelles s'accompagnent quelquefois de phénomènes *adynamiques :* décubitus dorsal, altération, pâleur de la face, langue sèche et brune, défécation difficile et quelquefois involontaire; petitesse et fréquence du pouls; froideur de la peau; difficulté de la respiration, etc. Ces symptômes opposés aux précédents peuvent en imposer pour une faiblesse réelle et conduire à une thérapeutique mortelle. Nous ne saurions trop insister sur ce danger. Ces cas sont au nombre des plus difficiles de la médecine pratique; il faut se garder de les confondre avec les suivants, qui exigent ou permettent en général un traitement tonique et excitant; ils sont presque tous semblables aux précédents. Ce sont :

La soif nulle; la pâleur ou la teinte brune, noire de la langue, mais sans sécheresse; l'enduit muqueux et filant qui la recouvre; la lenteur des digestions; les dévoiements atoniques; le météorisme chronique du ventre;

La faiblesse, la petitesse, la mollesse du pouls; la lenteur de la circulation capillaire; l'affaissement des veines superficielles; la pauvreté du sang, sa couleur noire, brune, son peu de consistance, la grande proportion de sérosité; l'obscurité, la faiblesse des battements du cœur:

La difficulté de la respiration, qui résulte de la aiblesse des puissances inspiratrices; la froideur de l'air expiré, dans certains cas sa fétidité; le râle trachéal, l'impossibilité de l'expectoration, la suppression des crachats;

La froideur générale ou simplement celle des extrémités;

L'augmentation de l'exhalation séreuse; l'infiltration des cavités et des membres; une exhalation sanglante longtemps continuée, hyposthénique; la couleur pâle, blafarde ou noirâtre des surfaces qui suppurent;

La pâleur de l'urine, sa froideur; la difficulté ou l'impossibilité d'uriner; la miction par regorgement; la maigreur, le marasme;

Un état de prostration et d'accablement dans l'attitude, la difficulté de se mouvoir; le décubitus dorsal; la mollesse, la flaccidité des chairs; la petitesse des traits; le peu d'ampleur des cavités;

La pâleur, la lividité de la peau, ses marbrures, ses ecchymoses spontanées; l'abattement de la face; les yeux ternes et chassieux; la lourdeur des paupières, qui sont à demi closes;

La faiblesse de la voix, la fatigue extrême pour prononcer quelques mots; l'insensibilité générale; la disparition des douleurs, l'atonie des sens; la stupeur, la somnolence, l'état chlorotique, etc.

Tels sont les signes qui font recourir *ordinairement* à l'emploi des toniques et des excitants; mais beaucoup de ces signes peuvent aussi dépendre de la concentration des forces dont il est bien important de les distinguer.

Des causes des maladies qui doivent fournir seules, et indépendamment de la connaissance de la lésion locale, les bases du traitement.

Les indications que les causes nous fournissent, quoique reconnaissant des bases moins solides que celles que donnent le siége et la nature des maladies, peuvent être cependant quelquefois d'une grande utilité [1].

Sans appliquer d'une manière rigoureuse l'axiome de physique : *sublatâ causâ, tollitur effectus*, puisque, dans beaucoup de cas, la cause a cessé d'agir, et que les maladies n'en suivent pas moins leur cours, bien que leur cause n'ait été que momentanée, et qu'alors il est superflu et même impossible de diriger aucun moyen contre cette cause, il est cependant un certain nombre de cas où elle continue d'exister et entrave la marche de la maladie; il en

[1] *An aliquando morbi natura et therapeia, in causâ potiùs quàm in symptomatibus et læsionibus quærendæ?* Natalis Guillot, *Competitio ad agregationem;* 1829.

est quelques-uns où, quoiqu'elle n'existe plus, elle peut imprimer au traitement des modifications importantes. C'est surtout en l'appliquant aux causes bien plus qu'aux phénomènes morbides qu'Hippocrate a dit : *Contraria contrariis curantur.*

Parmi les agents morbifiques qui produisent une maladie lorsqu'il existe déjà une prédisposition, il en est un grand nombre contre lesquels l'art ne peut rien : ainsi l'impression d'un air chaud ou froid, le passage rapide de l'un à l'autre; un bain trop chaud ou trop froid; un vêtement trop léger, humide; l'impression de la pluie; un excès dans le boire ou le manger; des aliments ou des boissons insalubres; un vomitif ou un purgatif pris mal à propos; l'exercice immodéré d'un organe; la respiration d'un air froid; l'équitation contre le vent; les cris, les chants; une impression morale vive; la privation du sommeil, etc., sont dans ce cas. Cependant on doit en tirer cette indication, qu'il faut laisser dans le repos l'organe qui paraît avoir trop agi : ainsi recommander le silence lorsque les cris, les chants, la déclamation, etc., auront produit la maladie; recommander la diète après les écarts du régime, le repos après la veille, etc.

Mais la suppression d'une évacuation habituelle, telle qu'une hémorrhagie, les règles, un exutoire, un ulcère ancien; la rétrocession d'une éruption, de la goutte, etc., fournissent les indications les plus impérieuses: saisies habilement, elles peuvent arracher un malade au trépas.

Sous peine de commettre la plus grave et la plus pernicieuse des erreurs, le médecin ne peut se dispenser de fixer son attention sur ces causes et d'employer tous ses efforts pour les détruire. La nature semble elle-même nous en donner le précepte par les exemples qu'elle nous présente. La suppression de la menstruation et d'un exanthème exige qu'on cherche à les rappeler. A la vérité, lorsqu'on y parvient, cela ne suffit pas pour que la maladie soit guérie ; mais cela favorise singulièrement sa résolution. Voici un fait, entre un grand nombre d'autres, qui pourra faire sentir l'utilité de ce précepte : Une femme d'environ cinquante ans portait un ulcère chronique à la jambe droite ; elle était d'ailleurs convalescente d'une légère irritation gastrique, lorsqu'elle me demanda à sortir pour affaires pressantes. Elle se fatigua beaucoup, et revint le soir à l'infirmerie dans un grand état de malaise. Le lendemain matin, à la visite, elle me présenta tous les signes locaux et généraux d'une pleurésie des plus intenses. Je voulus voir l'ulcère, que je trouvai complétement desséché. J'ordonnai un traitement actif, pour combattre d'abord les phénomènes les plus graves, me proposant d'employer promptement les révulsifs indiqués. Mais la nature prévint mon intention : la suppuration avait reparu, et la pleurésie s'était dissipée. Ce fait prouve encore qne, lorsqu'on est appelé pour un cas de ce genre, il faut d'abord combattre les accidents les plus graves, les plus urgents, et renvoyer à une époque plus éloignée les indications présentées par la cause occasionnelle.

Nous admettons des causes spéciales et des causes *spécifiques*, cette dernière dénomination ne nous paraissant convenir qu'aux agents susceptibles de se transmettre en général par contagion, et dont l'effet, constamment le même et pour ainsi dire nécessaire, ne saurait dépendre d'autres causes. Les causes spéciales produisent bien une maladie d'une manière plus particulière, mais cette maladie peut être déterminée par plusieurs causes : je n'en veux pour exemple que l'asphyxie, laquelle est produite par la submersion, la strangulation, la respiration de certains gaz, etc., et que cependant chacun de ces agents produit d'une manière certaine. Au reste, nous devons dire que nous ajoutons fort peu d'importance à ces sortes de distinctions.

Parmi les causes spéciales, les poisons doivent tenir le premier rang. C'est ici que nous trouvons le plus de faits qui démontrent l'utilité qu'on peut retirer de la connaissance des causes : en effet, le traitement de la plupart des empoisonnements varie suivant la substance toxique qui l'a déterminé. Le traitement général n'est pas le même si le poison est de la classe des irritants, des narcotiques, des septiques, des narcotico-âcres, etc., et chaque empoisonnement réclame en outre un traitement approprié. Mais cette matière est très-étendue et forme à elle seule une division importante de l'art de guérir. M. le professeur Orfila, par ses savantes recherches, l'a élevée, dans ces derniers temps, à un haut degré de perfection, et c'est dans son excellent ouvrage qu'on doit puiser les connaissances relatives à ce sujet.

Ce que nous disons des substances ingérées dans l'estomac, nous devons le dire aussi des gaz que l'on respire. Il en est de non respirables et de délétères : la première des indications est de soustraire le malade à la cause qui agit sur lui, de lui faire respirer un air libre et pur, et d'employer ensuite les autres moyens indirects.

Les mêmes indications sont données par l'air chargé de vapeurs animales décomposées. L'encombrement dans une prison, un hôpital, etc., exige d'abord qu'on fasse circuler l'air et la lumière, et qu'on dissipe cet encombrement, sous peine de voir périr tous les individus qui y sont exposés. L'exhumation des cadavres, la putréfaction d'animaux à la suite d'une épizootie, les gaz des fosses d'aisance, commandent impérieusement de faire cesser la causse des ravages qu'exercent les maladies typhoïdes, soit en purifiant les lieux infectés, soit en les abandonnant. Il en est de même pour les matières végétales, les vapeurs métalliques, qui occasionnent des accidents particuliers. Dans ces cas, la connaissance de la cause donne des indications thérapeutiques précises. Si un individu éprouve des coliques violentes, et que l'on apprenne en même temps que sa profession l'oblige à travailler le plomb ou le cuivre, le diagnostic pourra ne pas être le même que pour tout autre individu : chez lui on pourra attribuer les douleurs à la substance métallique, tandis que chez l'autre on devra la rapporter à toute autre cause. Il est inutile d'ajouter que le traitement devra essentiellement différer.

Lorsque le froid intense ou la chaleur excessive auront produit l'asphyxie, on devra encore faire subir au malade un remède différent.

La strangulation, l'immersion dans l'eau, réclameront aussi des moyens divers. L'amour, la nostalgie, enfin les diverses passions de l'âme non satisfaites, exigeront de la part du médecin un traitement philosophique, dont on ne trouvera pas la recette dans les formulaires. C'est là qu'on voit mentir cette sentence de Celse : *Morbos non eloquentiâ sed remediis curari;* c'est là qu'on doit dire : *Morbos non remediis sed eloquentiâ curari.* Enfin les vers intestinaux réclameront aussi des moyens particuliers.

Les causes spécifiques ne sont pas moins fertiles en indications curatives. Les venins, véritables poisons animaux, formant une transition naturelle entre les causes précédentes et celles-ci, veulent être traités par des moyens dont l'expérience a fait connaître l'utilité. Les virus et les principes contagieux, dont l'existence a été si fortement contestée de nos jours, exigent surtout impérieusement des moyens spécifiques. L'hydrophobie, la syphilis, la peste, la gale, etc., ne peuvent être traitées comme des inflammations simples. Parmi les maladies contagieuses mêmes, il en est qui agissent, par l'intermédiaire de l'atmosphère ou d'autres corps, sur un grand nombre d'individus, et qui réclament d'autres remèdes que celles qui se transmettent par un contact immédiat, par insertion, etc.

Il est en outre une multitude de circonstances qui favorisent la contagion, et qu'il est très-important de connaître, afin de s'y opposer de tous ses efforts.

Nous pourrions parler ici de quelques animaux

parasites, tels que le pou du pubis, etc.; mais ces sujets sont peu importants.

Maintenant, si nous abordons les causes prédisposantes, nous trouverons encore plusieurs circonstances propres à modifier le traitement. Un régime trop riche et trop réparateur, en produisant une hématose trop abondante, dispose à la polyémie et à toutes les maladies inflammatoires avec hypersthénie. La première indication qui dérive de cette circonstance, c'est de diminuer la quantité des matériaux de nutrition, et d'ôter par des saignées l'excès de sang qui existe. Oter du sang et empêcher d'en faire, telle est la conduite qu'impose un régime de ce genre longtemps continué; mais il ne faut ôter du sang que lorsque les accidents le réclament rigoureusement.

Une alimentation pauvre et peu réparatrice exigera qu'on soit sobre dans l'emploi des évacuations sanguines, et qu'on ait recours, dès que les accidents le permettront, à une alimentation riche.

L'abus du vin et des liqueurs fermentées occasionne fréquemment des maladies graves et souvent mortelles. Les indications à tirer de cette habitude ne sont rien moins que précises; mais, dans tous les cas, la discontinuation de cette funeste habitude est impérieusement commandée. Il faut en dire autant de l'abus du thé, du café et des autres excitants, dans les maladies qu'ils déterminent. L'usage de boissons corrompues et d'aliments décomposés produit souvent des maladies, telles que le scorbut et autres, qui guérissent par l'usage de l'eau saine et fraîche et des végétaux récemment cueillis. Lorsque ce régime insalubre a fait naître des maladies adynamiques, typhoïdes, etc., il faut souvent, après les premières périodes, avoir recours à des remèdes toniques.

L'usage longtemps continué du même régime alimentaire, devant finir nécessairement par déterminer quelques maladies, nécessite qu'on varie les substances dont on se nourrit.

Lorsqu'une maladie naît sous l'influence d'une habitation insalubre, le médecin doit prescrire, avant tout remède, le changement de domicile.

Nous devons en dire autant des maladies produites par la coutume de porter des vêtements trop serrés, trop légers, trop chauds, etc.; la première indication est de corriger ces habitudes.

Les bains chauds habituels ou froids doivent être suspendus lorsqu'ils plongent l'individu dans une faiblesse, une langueur fâcheuses, ou qu'ils font naître la polyémie.

Les évacuations excessives sont loin d'être sans influence sur la santé, et nous ne croyons pas que les maladies qui naissent sous l'influence de cette cause puissent être traitées comme des maladies ordinaires. Raphaël, à l'âge de trente-sept ans, après avoir commis des excès dans les plaisirs de l'amour, tomba malade, *fut saigné* un grand nombre de fois, et mourut. Il est vraisemblable que, s'il n'eût pas caché la véritable cause de son mal, les arts eussent été enrichis encore d'un grand nombre de chefs-d'œuvre de sa main. Il est superflu de dire que dans un cas semblable il faut être réservé dans l'emploi des débilitants.

Les excitants naturels des sens, mais principalement les impressions morales et les actes intellectuels, réclament l'attention du médecin thérapeutiste; ce n'est pas impunément pour le malade qu'il pourrait négliger les indications qui découlent de ces circonstances.

L'excès ou le défaut d'exercice musculaire, le sommeil ou la veille trop longtemps prolongés, exigeraient qu'on prescrivît des bornes à ces actes de l'organisme, s'ils paraissent disposer à quelques maladies particulières.

Lorsque le malade a déjà éprouvé des maladies antécédentes, on peut en tirer quelques indications précieuses. On doit s'informer alors quels sont les remèdes dont on a fait usage, et quels effets ils ont produits; les éviter s'ils ont été nuisibles, les employer de nouveau s'ils ont été avantageux.

Les anciens, dont l'imagination active se complaisait dans la contemplation des grands effets de la nature, et qui se doutaient peu de l'intérêt que pouvait offrir l'étude de détails, avaient fixé leur attention d'une manière spéciale sur les phénomènes généraux ; ils avaient étudié avec le plus grand soin les causes qui paraissent agir sur les masses. Ainsi l'air, les eaux, les lieux, leur avaient inspiré de brillantes conceptions, et souvent fécondes en résultats admirables. Le livre d'Hippocrate où il traite de cette matière est un des plus beaux que l'antiquité nous ait transmis. Les applications de ces principes en faveur d'Agrigente furent sans contredit les plus utiles qui aient jamais été faites, et sont encore aujourd'hui les plus beaux exemples de ce que peut le génie de l'observation.

Malgré ces travaux, et malgré les moyens d'observation si savamment et si ingénieusement multipliés entre les mains des modernes, nous sommes encore peu avancés sur ce sujet. Il est peu d'indications thérapeutiques à déduire de la durée et de la direction des vents; des degrés d'humidité, de sécheresse, de froid et de chaud, de lumière, d'électricité, répandus dans l'air, et agissant sur des masses d'individus.

Nous bornerons ici l'énumération des circonstances qui fournissent par elles-mêmes des indications particulières, notre intention n'étant pas d'épuiser cette immense question.

Nous finirons ce paragraphe par quelques objections que l'on a adressées à l'anatomie pathologique elle-même.

On a adressé à l'anatomie pathologique elle-même des objections nombreuses plus ou moins fondées, et que nous ne devons pas passer sous silence.

Celse avait déjà dit, il y a deux mille ans : « N'est-il pas ridicule de vouloir que le cadavre « manifeste à nos yeux les phénomènes de la vie « qui n'y est plus, et de penser que les choses sont « dans l'homme mort comme elles étaient dans « l'homme vivant? »

Beaucoup d'altérations, qui n'existent pas dans la vie, peuvent survenir après la mort; il sera difficile de les discerner.

Beaucoup d'autres existantes pendant la vie peuvent disparaître quand elle vient à cesser.

Enfin, l'anatomie pathologique ne nous a dévoilé que peu de chose sur les altérations des fluides, et moins encore sur celles des gaz.

Comment, avec des moyens si insuffisants, conserver encore la prétention de fonder la pathologie sur les lésions anatomiques?

Il faut l'avouer, ces objections sont puissantes, mais elles ne sont pas irréfutables; et le fussent-elles, elles prouveraient seulement que l'anatomie pathologique a des bornes, ce que personne ne conteste, mais que son utilité ne saurait être niée pour cela.

Il est vrai de dire, avec Celse, que la prétention de vouloir reconnaître dans le cadavre ce qui se passait pendant la vie est une prétention exagérée, puisque nous manquons alors d'une multitude d'éléments; mais ce reproche ne peut s'adresser qu'à l'étude des mouvements, des actions organiques qui ont cessé, et nullement à la texture même des viscères. Les expériences sur les animaux vivants qui se rapprochent de l'homme peuvent, jusqu'à un certain point, suppléer à ce que l'anatomie pathologique nous dénie. Quant à l'étude des changements matériels survenus dans les organes solides, les reproches de Celse ne sont nullement fondés.

Aujourd'hui on est parvenu à distinguer assez nettement ce qui est survenu après la mort de ce qui a dû être produit par la maladie. Les engouements hypostatiques, les imbibitions, les augmentations ou diminutions de consistance, les altérations de couleur produites après la mort par la température, la position des cadavres, sont assez bien appréciés pour n'avoir pas à craindre d'applications erronées, et il est probable que, par des recherches subséquentes, on portera plus loin encore l'exactitude.

Quant aux altérations qui ont dû exister pendant la vie, et qui disparaissent après la mort, il n'est pas aussi facile de les apprécier; mais il faut avouer qu'elles sont bien peu nombreuses, relativement à celles qui laissent des traces évidentes : les névroses, les névropathies, les fièvres intermittentes, en forment la majeure partie. Nous aurons occasion de revenir sur ce sujet.

Enfin, les altérations des liquides et des gaz nous échappent. Ce doit être là, sans doute, un motif de regrets éternels; cette imperfection ne fait-elle pas sentir que l'on attend beaucoup de l'anatomie pathologique, et que si elle avait éclairé les altérations des fluides comme celles des solides, elle aurait sans doute fait faire un pas immense aux indications thérapeutiques? Qui serait assez téméraire pour affirmer que ce progrès lui est interdit? M. Andral, dans son *Traité d'anatomie pathologique*, a déjà fait des efforts heureux pour combler cette lacune : il a consigné les altérations des fluides qui nous sont déjà connues. Espérons que des recherches ultérieures reculeront sur ce point les bornes de la science (1).

Après les considérations générales qui précèdent, nous pouvons encore jeter un coup d'œil rapide :

1° Sur les maladies dont l'anatomie pathologique a éclairé le traitement;

2° Sur les maladies dont elle n'a que peu ou point éclairé la thérapeutique ;

3° Sur celles qu'elle paraît susceptible d'éclairer un jour.

PREMIÈRE DIVISION

MALADIES DONT L'ANATOMIE PATHOLOGIQUE A ÉCLAIRÉ LE TRAITEMENT.

La thérapeutique ne se perfectionne pas seulement par la découverte de nouveaux moyens ou de méthodes nouvelles de traitement; mais encore par l'emploi mieux ordonné des moyens déjà connus, et surtout par la proscription de moyens inutiles et même nuisibles. L'anatomie pathologique n'a peut-être pas conduit à la découverte de nouveaux

[1] Par ses recherches récentes sur le sang, etc., ces vœux se trouvent en partie réalisés.

moyens curatifs; mais elle a certainement rectifié l'emploi des agents thérapeutiques anciens, et elle a surtout puissamment contribué à débarrasser l'art d'une multitude de médicaments absurdes et dangereux dont il était encombré; elle a nettoyé l'étable d'Augias, suivant l'expression énergique du spirituel professeur Alibert. Toute la médecine consistant dans l'*à-propos*, et non dans le moyen, nous pensons que l'anatomie pathologique, en nous faisant apprécier, avec plus de rigueur que nos devanciers, le diagnostic des maladies et les phases par où elles passent, a dû aussi nous conduire à un emploi plus judicieux des agents thérapeutiques. Des exemples sont nécessaires ici pour prouver ces propositions.

Il faudrait citer ici toutes les maladies dont les investigations cadavériques ont éclairé le diagnostic, et l'on comprend bien que le temps nous manque pour remplir un tel tableau; nous allons nous borner à exposer quelques faits où l'utilité thérapeutique de l'anatomie pathologique éclate dans tout son jour.

Commençons par les maladies de la tête.

Avant les recherches anatomiques de Pinel et de Bichat, on n'avait que des idées confuses sur l'inflammation de l'arachnoïde et de la pie-mère. Les anciens confondaient sous le nom de phrénésie toutes les maladies accompagnées de délire, et beaucoup en plaçaient le siége dans le diaphragme. On conçoit combien le traitement de cette affection devait se ressentir de ce diagnostic. Mais, pour ne remonter qu'à des temps voisins de nous, ne savons-nous pas que Stoll faisait impitoyablement vomir ses malades, et que Desault donnait l'émétique et les lavements purgatifs pendant huit jours de suite [1]? Depuis les travaux de MM. Parent-Duchatelet et Martinet, le traitement antiphlogistique est mis seul en usage avec juste raison, c'est-à-dire depuis que l'anatomie pathologique a établi sans contestation la nature inflammatoire de la phrénésie. Ces médecins ont même poussé le diagnostic plus loin : toujours guidés par l'anatomie pathologique, ils ont distingué l'arachnitis de la convexité et celle de la base du crâne, et l'on conçoit que le traitement peut être modifié d'après ce diagnostic.

Notre savant ami, enlevé si prématurément à la science, Béclard, a donné un exemple frappant de ce que pouvait le diagnostic local fourni par les lumières de l'anatomie pathologique, dans un cas d'abcès du cerveau pour cause traumatique. A la suite d'un coup sur la tête, il crut reconnaître un travail

Desault, *Œuvres chirurgicales*, t. II, p. 80.

local et les signes de la suppuration du cerveau : il trépana le malade, divisa les méninges, plongea le bistouri assez profondément dans la substance cérébrale, arriva dans le foyer de l'abcès, qu'il vida, et le malade guérit. Voilà, certes, un cas où l'anatomie pathologique a fourni le moyen de guérison le plus puissant, et sans lequel il est infiniment probable que le malade eût succombé.

Mais parlons de l'apoplexie. C'est ici l'un des plus beaux triomphes de l'anatomie pathologique, et ce triomphe est dû aux recherches les plus modernes. Je ne puis résister au désir de citer les diverses espèces de traitements employés jusqu'à nos jours, traitements que M. Rochoux a fait en partie connaître dans son article Apoplexie du *Dictionnaire de médecine.*

Arétée et Cœlius Aurélianus saignaient d'abord le malade *au lever de l'aurore*, puis on le couchait à la renverse et *on le secouait fortement*. Si, par l'effet du purgatif, le malade vomissait, il ne fallait pas arrêter le vomissement, qui emportait la cause de la maladie, la *pituite !*

Aétius et Avicenne employaient les saignées, les vomitifs, les purgatifs, les échauffants, les sudorifiques ; ils appliquaient sur la tête des onguents résolutifs , *antiapoplectiques*. Ils conseillaient les sternutatoires, les gargarismes, les sialagogues ;

des boutons de feu sur la tête, jusqu'à dix ou douze. Hollérius veut aussi qu'on secoue le malade; Forestus fait lier les membres; Sennert fait tenir un fer rouge à distance de la tête; Willis applique le moxa, et Müller prescrivait l'esprit de crâne humain. Un os de supplicié, porté dans un sac sur le membre paralysé, a été prôné par Emmanuel Kœnig. Trois gouttes de sang tirées de l'oreille droite d'un âne de meunier, dans une décoction de lentilles, ont été regardées comme un remède souverain par Nynam. Au moins ces derniers moyens ne sont-ils pas nuisibles.

Depuis que nous avons restreint le nom d'apoplexie à l'hémorrhagie cérébrale, on se borne à faire usage du traitement antiphlogistique : à quoi doit-on ce progrès si ce n'est à l'anatomie pathologique?

Que sera-ce maintenant si nous nous arrêtons à la paralysie elle-même, phénomène fonctionnel accompagnant la plupart des lésions cérébrales! C'est encore là que nous verrons l'anatomie pathologique briller de tout son éclat.

D'après Bichat [1], qui voulait, ainsi que nous l'avons vu, fonder la thérapeutique sur les propriétés vitales, la paralysie était considérée comme la diminution ou l'abolition de la sensibilité et de

[1] Bichat, *Anatomie générale*, édit. de 1812, t. 1, p. 49.

la contractilité, et devait être traitée par les agents thérapeutiques qui raniment ces propriétés vitales : « Les substances médicamenteuses ont aussi leur « influence sur la contractilité animale. Tout ce « qui produit une vive excitation à l'extérieur, « comme les vésicatoires, les frottements divers, « l'urtication, etc., *ranime cette propriété assoupie « dans la paralysie!* »

Voici ce qu'on lit dans le traitement de Pinel[1] pour la paralysie : « Tout indique, en général, « l'usage des stimulants et des toniques. Les eaux « thermales sont propres à produire une fièvre ar- « tificielle ; on ne peut nier aussi que l'électricité « n'ait guéri certaines paralysies. »

J'ai vu les médecins les plus renommés de notre époque administrer à l'intérieur, *dans la paralysie,* l'ammoniaque, les sels alcalins, les huiles essentielles, les substances résineuses et gommo-résineuses fétides, l'alcool, les teintures spiritueuses aromatiques, les crucifères, le quinquina, les cantharides, les sudorifiques, la ciguë, la noix vomique les vomitifs, les purgatifs, etc., enfin l'électricité !

Eh bien ! qui osera nier que nous ne soyons aujourd'hui bien loin de cette thérapeutique incendiaire ? Qui osera nier que ce ne soit à l'anatomie

[1] Pinel, *Nosographie philosophique*, t. III, p. 196, 6e édition.

pathologique que l'on doive d'avoir rectifié nos idées à ce sujet? à l'anatomie pathologique, qui nous a fait reconnaître que, dans presque tous les cas, la paralysie était le symptôme d'une altération locale, et d'une altération locale si diverse [1] ?

Je ne citerai pas ici les expériences de Mauduyt sur *cinquante et un paralytiques,* je les ai souvent citées ailleurs : elles sont un témoignage bien frappant du degré d'absurdité où l'on peut tomber, lorsqu'on n'est pas guidé dans le traitement des maladies par la connaissance des altérations locales.

Mais on me dira que l'anatomie pathologique n'a pas appris comment il fallait traiter la paralysie dépendante d'une maladie chronique et locale de l'encéphale ou de ses annexes ! D'accord. Mais l'empirisme aveugle était-il plus avancé? mais n'est-ce donc rien d'empêcher l'emploi de moyens tels que ceux que nous avons cités, moyens dangereux et funestes dans la majorité des cas ! n'est-ce rien enfin d'avoir rectifié, assuré le traitement de la méningite, de la congestion cérébrale, de l'apoplexie ?

Maintenant, arrêtons-nous un instant sur les affections thoraciques.

[1] Ramollissement du cerveau.

C'est au génie de Pinel que l'on doit la première distinction bien établie des phlegmasies thoraciques; c'est à lui que l'on doit d'avoir tracé le premier les signes différentiels de la pleurodynie, de la pleurésie, de la pneumonie, du catarrhe. Jusqu'à lui ces maladies, bien différentes, étaient confondues. On trouve bien les noms de ces affections même dans Hippocrate [1]; mais il est évident qu'il n'y attachait aucune idée positive. Il faut arriver jusqu'à la fin du dernier siècle sans trouver le moindre vestige de distinction établie par les médecins dans le diagnostic de ces maladies. Il est évident que Stoll lui-même confondait la pleurésie et la pneumonie. On dit bien que Frédéric Hoffmann a fait cette distinction, mais je ne l'ai jamais trouvée dans ses écrits; et il faut bien avouer qu'elle est au moins restée ignorée depuis lui. Laennec, par la découverte des signes stéthoscopiques, a rendu plus positifs encore les signes différentiels des maladies dont nous parlons. Voyons maintenant quelle influence ont eue ces travaux sur le traitement de ces maladies. Pour cela, faisons connaître le traitement d'un des médecins des derniers

[1] Hippocrate, *de Locis affectis.* La péripneumonie existe lorsque les deux poumons sont malades; c'est une pleurésie s'il n'y a qu'un côté d'enflammé.

siècles cités avec le plus d'éloges, et comparons ensuite le traitement qu'a suggéré l'anatomie pathologique; et nous verrons de quel côté restera l'avantage.

Je prends Lazare Rivière. Le traitement de la pleurésie contient neuf pages : je ne puis tout transcrire, mais je vais en citer quelques passages [1].

« Pour la guérison de la pleurésie, il faut pre-
« mièrement faire révulsion de l'humeur qui la fait,
« la dériver et la résoudre; et si elle ne peut être
« toute résolue, il faut la digérer, mûrir et vider
« par les crachats, et ensuite remédier à la fièvre
« (qui est le plus souvent essentielle, et non pas
« toujours symptomatique) par les remèdes qui lui
« sont propres, toutes lesquelles choses nous pour-
« rons accomplir par les remèdes suivants. » Voilà les indications : elles ne sont pas, comme l'on voit, données par l'anatomie pathologique. Après avoir conseillé la saignée, les boissons pectorales les plus compliquées, mais qui ne contiennent rien de bien nuisible, les topiques les plus singuliers, les électuaires de toute espèce, il ajoute :

« On appliquera fort utilement à la partie malade

[1] *Pratique et théorie de la médecine* de Lazare Rivière, doyen des médecins de l'Université de Montpellier, t. I, p. 554; 1682, à Lyon.

« l'emplâtre de sulfure ou de baies de laurier, pour « dissiper et résoudre les restes de l'humeur mor- « bifique, ayant auparavant essayé les fomentations « et les liniments fort résolutifs.

« On peut outre cela se servir de quelques re- « mèdes vulgaires, fort utiles à cette maladie par « une propriété spécifique, savoir : la rasure de la « dent de sanglier, la cendre de la verge d'un tau- « reau ou d'un cerf, des fleurs de pavot rouge ou « du corail préparé.

« Quercetan loue, dans sa *Pharmacopée*, une « pomme creusée et remplie d'encens mâle cuite « au feu, laquelle le malade avalera, buvant par- « dessus trois onces de chardon bénit, et étant « ensuite bien couvert, il suera.

« L'on dit que les fleurs de buis purgent si fort « le sang, que si l'on en donne le poids d'un « dragme avec de l'eau de pavot rhéas, et si, peu « de temps après, on saigne le malade, son sang « reste rouge et de belle couleur.

« Le fient de cheval résout et dissipe puissam- « ment l'humeur qui cause cette douleur pleuré- « tique, s'il est délayé avec l'eau de chardon bénit, « et ensuite coulé à travers un linge, et *bu*. Le « fient blanc de la poule donné au poids d'un « dragme, avec la même eau, a la même vertu.

« Ces fients ont beaucoup de sel volatil, qui a

« une grandissime vertu de pénétrer et de ré-
« soudre.

« L'on peut préparer avec ces deux fients une « potion fort efficace.

« Dix gouttes de sang de bouc sauvage données « à boire avec la même eau résolvent et dissipent « merveilleusement la pleurésie : on peut se servir « d'un bouc domestique, au défaut d'un bouc sau- « vage; mais comme la vertu est plus faible, on en « donnera un dragme. Voici la préparation :

« Suspendez un bouc par les cornes, et lui ré- « fléchissant les jambes de derrière vers les cornes, « coupez-lui les testicules, et recevez le sang dans « un ample vaisseau ; faites sécher au soleil, etc.

« La suye de la cheminée, à la dose d'un dragme, « est fort utile ; mais beaucoup plus l'esprit de suye « décrit par Hartmann !!! »

Voilà la thérapeutique fondée sur l'empirisme dans toute sa pureté ; c'est la thérapeutique du grand Rivière ! Voila ce qu'admirent, sans l'avoir lu sans doute, certains détracteurs de l'anatomisme moderne.

L'anatomie pathologique n'est pas si riche en moyens *curatifs* : elle enseigne seulement à combiner les saignées locales avec les saignées générales, suivant l'âge, la force du sujet, l'intensité des accidents ; à prescrire des boissons délayantes, l'abstinence, le repos, le silence, les cataplasmes émollients.

Je ne pousserai pas plus loin ce parallèle tout à l'avantage des lumières données par les investigations cadavériques, on y verrait les mêmes différences. Nous ferons seulement observer que ces recherches nous apprennent qu'il est préférable de recourir à la saignée générale, lorsque le parenchyme est enflammé.

Mais supposons un liquide épanché dans la plèvre. Par quel moyen a-t-on reconnu que du liquide pouvait s'épancher dans la plèvre? Par l'anatomie, sans doute. C'est déjà un grand point. On a donc été conduit, par cette voie, à chercher les signes de ces épanchements; on les a découverts. Plus tard, on a reconnu que l'épanchement pouvait dépendre de diverses causes; qu'une inflammation de la plèvre y donnait lieu, qu'une maladie du cœur le produisait. C'est encore sans doute à l'anatomie que l'on doit ces distinctions; car enfin on ne les a pas faites sans voir. Dès lors on a dû être conduit à penser que les mêmes remèdes ne pouvaient convenir; il en est donc résulté des indications différentes. La pleurésie a été combattue d'une manière, et la maladie éloignée d'une autre, et souvent on a réussi. Ce sont là, si je ne me trompe, des services bien réels. Mais l'anatomie a-t-elle appris un moyen particulier découlant de la lésion organique ? Non; car je ne veux pas parler de la thoracentèse. Mais le traitement est devenu plus rationnel : c'est bien quelque chose.

Disons un mot des maladies du cœur, et, parmi ces maladies, choisissons l'hypertrophie. Certes, personne ne niera que la connaissance des maladies du cœur ne soit due à l'anatomie pathologique. Le traitement de ces maladies n'est pas aussi efficace que dans beaucoup d'autres affections; mais cependant Laennec cite des exemples de guérison.

L'hypertrophie du cœur peut arriver quelquefois sans obstacle à la circulation, par augmentation seule de l'action du cœur (c'est encore l'anatomie pathologique qui nous apprend cela) : dès lors, n'est-il pas évident que tous les moyens qui tendront à diminuer l'action du cœur et sa nutrition pourront guérir cette affection? Cette indication est immédiatement tirée de la lésion anatomique. Les saignées, la diète, le repos, les bains tièdes, les rafraîchissants de toutes espèces, fonderont sans doute un traitement fort rationnel.

Osera-t-on nier que les recherches des modernes, et en particulier de M. Broussais (qui cependant n'aime pas les anatomo-pathologistes), n'aient beaucoup éclairé le diagnostic des affections intestinales ? Dira-t-on que c'est un léger

20

service rendu à l'humanité que d'avoir démontré que, dans le plus grand nombre des cas (sinon toujours), ce que l'on prenait pour des fièvres essentielles ou des embarras gastriques, etc., n'était en réalité que des phlegmasies simples ou spécifiques? et dès lors les conséquences de ces principes, fondés sur les recherches d'anatomie pathologique, les seules irrécusables en semblable matière, ne sont-elles pas la proscription de traitements dangereux dans une multitude des cas et l'établissement d'un traitement plus rationnel et partant plus efficace? et lorsqu'on réfléchit à la fréquence de ces maladies, ne doit-on pas rendre grâces à l'anatomisme, qui a fait découvrir de semblables vérités?

Le traitement de la péritonite n'a-t-il rien retiré des découvertes de Pinel et de Bichat?

L'anatomie pathologique n'a-t-elle pas rectifié le traitement des hydropisies en faisant voir que l'hydropisie n'était qu'un symptôme? Elle a dû faire rechercher la cause organique qui le produisait, et par conséquent faire varier le traitement. Voyons s'il en est ainsi :

D'abord l'hydropisie est enkystée ou ascite; la distinction en est encore due au progrès de l'anatomisme. Ascite, elle dépend d'un obstacle au cours du sang, d'une affection du cœur ou des gros vaisseaux, d'une maladie des reins, de la rate ou du foie; d'un cancer, d'une dégénérescence organique de quelqu'un des viscères abdominaux, d'une inflammation du péritoine; suivant Valsalva et Morgagni, d'une altération primitive du sang; suivant Chaussier, d'un défaut d'hématose, de perspiration pulmonaire. Qu'enseigne l'anatomie pathologique? de combattre la lésion primitive, sous peine de faire une pitoyable médecine. Mais la maladie est jusqu'ici au-dessus des ressources de l'art, et l'anatomie n'a encore rien appris; mais d'abord elle vous apprend à ne pas nuire, ensuite elle vous apprend à traiter par les antiphlogistiques les hydropisies par inflammation, à faire la paracentèse dans quelques cas, à soulager ainsi le malade, etc.

Les maladies de la matrice, de la vessie, connues par l'anatomie, ne donnent-elles pas des indications tirées de leur nature même? Comment combattez-vous leurs inflammations? Les polypes utérins ne sont-ils pas enlevés avec succès? les calculs vésicaux extraits ou broyés?

N'est-ce pas par l'anatomie que la plupart des maladies chirurgicales sont connues? et n'est-ce pas à la même source qu'on puise les indications de traitement? Les moyens thérapeutiques employés dans les fractures, les luxations, sont-ils les mêmes dans toutes les fractures, dans toutes les luxations? Les hernies, qu'est-ce qui en a éclairé l'histoire? L'anatomie. Et le traitement? L'anatomie sans doute.

N'est-ce pas aussi à une espèce d'anatomie pathologique qu'on doit un diagnostic exact des maladies de la peau? Les travaux de Willan, de Bateman, de Samuel Plumbe, de Thomson, de J.-P. Frank, de Lorry, Alibert, Biett, n'ont-ils pas eu pour but et pour résultat de fonder la distinction de ces maladies sur des caractères anatomiques, et d'établir sur ces caractères un traitement plus rationnel, plus efficace?

Nous pensons que ces citations suffisent pour faire sentir combien est immense l'utilité de l'anatomie pathologique dans le traitement des maladies.

Voyons maintenant quelles sont les bornes qui lui sont imposées.

DEUXIÈME DIVISION

MALADIES DONT L'ANATOMIE PATHOLOGIQUE N'A QUE PEU OU POINT ÉCLAIRÉ LA THÉRAPEUTIQUE.

Des maladies chez lesquelles la lésion anatomique ne constitue pas l'indication thérapeutique capitale, ou des maladies qui reconnaissent une cause spécifique.

Personne ne doute plus aujourd'hui de l'existence des maladies spécifiques. Notre but n'est pas de démontrer ici ce principe de philosophie médicale; nous ne chercherons pas non plus à limiter le nombre de ces maladies. Les maladies de la peau, tombant facilement sous les sens, fournissent les preuves les plus irrécusables de la spécificité de la plupart d'entre elles. Si la spécificité des maladies de la peau est une fois admise (et il nous paraît impossible de la révoquer en doute), il sera difficile de contester que les membranes muqueuses, si analogues à la peau par leur structure et leurs fonctions, ne puissent reconnaître aussi des maladies spécifiques. En effet, la conjonctive n'est-elle pas le siége d'ophthalmies syphilitiques, morbilleuses, scarlatineuses, varioliques, rhumatismales, etc.? La membrane muqueuse qui tapisse la bouche, le larynx, la trachée-artère, les bronches, n'est-elle pas le siége de diphthérite, d'angines présentant les mêmes caractères que les précédentes ophthalmies? Enfin, si le typhus, le choléra, la fièvre jaune et la peste sont des gastro-entérites, comment ne pas reconnaître une cause particulière et bien différente pour chacune de ces affections si ressemblantes par leurs terribles effets, mais si diverses par leurs caractères?

S'il en est ainsi, il est évident que la lésion anatomique n'est ici qu'un phénomène secondaire, et que la cause toxique doit occuper le premier rang sous le rapport thérapeutique; qu'on aurait tort d'attacher trop d'importance à l'altération locale, de la considérer comme unique base du traitement; que cette base conduirait nécessairement à des erreurs funestes, dont l'inévitable et fatale conséquence serait la mort des malades.

L'expérience a démontré, en effet, que dans les maladies typhoïdes, le médecin devait être sobre d'émissions sanguines, et que l'on obtenait des résultats bien plus heureux en abandonnant promptement le traitement antiphlogistique, qu'en persévérant avec opiniâtreté dans son emploi. Je pourrais citer ici mon expérience personnelle, acquise sur une masse de faits malheureusement trop considérables, fournis par les glorieux débris de nos armées, dans les désastreuses années de 1814 et de

1815; mais ce n'est pas le lieu d'entrer dans ces détails. Je n'ignore pas que des observateurs que l'estime publique place au premier rang, MM. Louis et Andral, sont arrivés à cette conclusion désespérante que, quel que soit le mode de traitement employé, le résultat est constamment le même; que l'on observe le même nombre de morts, le même nombre de guérisons, et que la durée moyenne de l'affection est toujours la même. Mais je puis opposer à l'opinion de ces deux médecins la pratique de M. le professeur Chomel, qui est parvenu, au moyen des chlorures et d'autres agents, à soustraire un grand nombre de ces malheureux à une mort, pour ainsi dire, certaine; je pourrais m'appuyer encore de l'autorité de Pringle et de celle d'Hildenbrand.

Ainsi, dans les cas de gastro-entérites spécifiques, les notions fournies par l'anatomie pathologique, bien loin d'éclairer le traitement, seraient plus capables de conduire à l'erreur, si le médecin n'était sur ses gardes.

Toutefois, même dans ces cas, l'anatomie pathologique est loin d'être sans utilité : en effet, en faisant connaître avec exactitude la lésion cadavérique, elle apprend à la distinguer de toute lésion analogue, et conduit à reconnaître la différence de la cause qui l'a produit. Qui ne voit dans le développement des glandes de Peyer, arrivant constamment dans la fièvre typhoïde [1], et ne se présentant pas dans les gastro-entérites simples, un caractère spécial qui trahit l'existence d'une cause particulière! et dès lors qui pourrait nier l'utilité de l'anatomie pathologique sous le rapport thérapeutique?

Il arrive quelquefois que des phlegmasies simples revêtent un caractère particulier dans le cours du traitement : elles prennent, par exemple, le caractère adynamique. Il est bien clair que, dans ces cas, il faut cesser le traitement débilitant dit antiphlogistique, pour recourir à des moyens d'une nature différente et souvent même opposée.

Une complication qui pourrait aussi survenir dans le cours du même traitement, telle qu'une fièvre intermittente, ainsi que tous les auteurs, et tout récemment M. Bailly, en ont cité des exemples nombreux, exigerait une modification importante dans le traitement, et tout cela indépendamment du diagnostic local.

Maladies chez lesquelles la lésion anatomique est inconnue [2].

Il est une série nombreuse de maladies dont

[1] Louis, *Recherches anatomiques, pathologiques et thérapeutiques sur la gastro-entérite*, etc., p. 196.

[2] Voyez la thèse de concours de M. Ambroise Tardieu : *Jus-*

l'anatomie pathologique n'a que peu ou point éclairé le traitement; je veux parler des maladies nerveuses. Mais, par une concomitance singulière et bien favorable à l'opinion de ceux qui regardent comme fort utile à la thérapeutique cette branche des sciences médicales, en même temps que la lésion anatomique est inconnue, le traitement est plus incertain et moins efficace.

Ce qu'il y a de plus désolant, c'est qu'il faut peut-être renoncer pour toujours à l'espérance de voir l'anatomie pathologique porter sa lumière sur les lésions organiques des maladies nerveuses, et par conséquent sur leur thérapeutique.

Nul doute que dans les névroses il n'existe une altération, ou, si l'on veut, une modification d'organes; car, puisqu'il y a une expression fonctionnelle, il doit nécessairement exister une cause de cette expression, et cette cause ne peut être qu'organique : dans l'organisme, rien ne saurait être qu'organique. Mais cette modification doit être

qu'à quel point le diagnostic anatomique peut-il éclairer le traitement des névroses? Paris, 1844.

Celle de M. Montault, *des Moyens à l'aide desquels on peut distinguer les névroses des lésions dites organiques;* Paris, 1838.

M. Alphée Cazenave : *Quels sont les caractères des névroses?* 1835.

passagère, fugace, par conséquent insaisissable après la mort.

Mettons de côté les diverses espèces d'aliénations mentales, l'hystérie, la chorée, pour ne parler que de l'épilepsie. Eh bien! l'épilepsie, dont les convulsions accompagnées de perte de connaissance, forment le principal phénomène, ne laisse après la mort aucune trace constante; bien plus, elle ne saurait en laisser. Je n'ignore pas que des observateurs ont prétendu qu'on trouvait constamment des altérations dans le cerveau des épileptiques. Deux de mes anciens élèves, attachés à mon service à l'hospice de la Vieillesse (Femmes), ci-devant Salpêtrière, MM. les docteurs Bouchet et Cazauvieilh, ont avancé que le cerveau des individus morts épileptiques était toujours gorgé de sang, qu'il était rouge, injecté; que la surface tranchée par le scalpel laissait sourdre des myriades de gouttelettes de sang; que les méninges étaient injectées, les sinus gorgés de sang, etc. Ils ont conclu que, puisqu'on trouvait les caractères organiques de l'irritation, l'épilepsie n'était que l'expression fonctionnelle de cette irritation. Mais qui ne voit sur-le-champ que ces médecins ont écrit sous l'influence d'une préoccupation, d'une idée préconçue? Lorsqu'ils publièrent leur travail, la doctrine de l'irritation était dans toute sa vigueur; ils n'ont pu se soustraire à l'influence de l'opinion dominante dans ce moment, et, comme c'était l'usage alors, suivant là logique du jour, ils ont pris l'effet pour la cause. Les accès répétés d'épilepsie déterminent l'afflux du sang vers le cerveau, *ubi stimulus ibi fluxus;* ils ont vu l'hypérémie : ils ont conclu qu'elle était la cause des convulsions. Rien n'eût été plus facile à éviter que cette grave erreur et les conséquences thérapeutiques dangereuses qui en découlent rigoureusement, s'ils eussent voulu observer avec tant soit peu de rigueur la succession des phénomènes de l'épilepsie. Ils auraient vu, en effet, qu'au début de l'accès la face est ordinairement pâle, décolorée, et que ce n'est qu'à la fin et après plusieurs secousses convulsives, qu'elle s'injecte, se tuméfie, devient livide, etc. Ainsi la prétendue irritation de MM. Bouchet et Cazauvieilh est un effet et non une cause.

Je ne réfuterai pas sérieusement l'opinion de ceux qui pensent que l'épilepsie peut être occasionnée par la *cartilaginisation* des méninges rachidiennes. Ce ne peut être là la cause organique de l'épilepsie.

On a trouvé aussi très-fréquemment des altérations locales, circonscrites, chroniques, telles que cancer, tubercules, tumeurs fongueuses, osseuses, etc., dans les cerveaux d'épileptiques. Mais l'épilepsie, maladie *générale*, ne saurait être l'expression de ces lésions *locales;* l'épilepsie, maladie essentiellement intermittente, ne peut être le symptôme d'une lésion essentiellement *constante* et *permanente*. Ces lésions ne sont donc pas la cause directe de l'épilepsie; d'ailleurs elles existent bien plus souvent encore sans elle. La cause organique qui produit les phénomènes épileptiques *est donc autre que l'irritation, autre que les cartilages des méninges, autre que le cancer, le tubercule, les tumeurs accidentelles du cerveau*. Cette lésion, ou plutôt cette modification, essentiellement peu profonde, fugitive de sa nature, analogue à celle qui produit le mouvement volontaire, cesse après les convulsions, puisque tout rentre dans l'ordre naturel, exactement et de la même manière que la modification physiologique de l'encéphale qui produit le mouvement normal cesse après que ce mouvement a cessé, et *par conséquent cette modification ne saurait être saisie après la mort*. Il faut donc renoncer à l'espérance de jamais reconnaître par le scalpel la cause organique de l'épilepsie; son traitement ne sera donc jamais éclairé par l'anatomie pathologique.

Et remarquez combien ces faits viennent à l'appui de l'utilité thérapeutique de l'anatomie pathologique, puisque là où elle n'apprend rien, nous n'avons aucun moyen sûr ou même probable de guérison.

Que sont, en effet, les remèdes dits antispasmodiques? Quelle est leur manière d'agir? Pourquoi, comment sont-ils antispasmodiques? Ouvrez un formulaire, et voyez avec quel dégoûtant empirisme on entasse, sous la dénomination d'antispasmodiques, les substances le plus hétérogènes! Voyez à côté des débilitants les excitants les plus énergiques! à côté du camphre, du musc, du castoréum, de l'éther, de l'asa fétida, la saignée, les sangsues, les bains ! Comment agissent ces substances, on l'ignore. C'est égal, on les donne dans l'espoir qu'elles réussiront : elles ont réussi dans des cas analogues; on les donne dans les chances d'un vain hasard ! Quel chaos ! quelle obscurité!

Il est vrai qu'il existe quelques maladies, en petit nombre à la vérité, où l'anatomie n'a rien appris, et qui guérissent, par des moyens empiriques, plus promptement et plus sûrement que les affections dont la lésion anatomique est le mieux connue, et dont le traitement satisfait le mieux la raison : de ce nombre sont les fièvres intermittentes, la syphilis, la variole (pour le traitement préservatif), la colique de plomb, le tænia, etc. Mais qu'est-ce qu'un si petit nombre d'affections comparées à toutes celles que l'on combat efficacement par le traitement rationnel, c'est-à-dire comparées à la presque totalité des maladies aiguës et au plus grand nombre des affections chroniques?

Toutefois, lors même que l'anatomie pathologique ne fait découvrir aucune altération, elle est encore infiniment utile au thérapeutiste; car (en supposant nos sens assez exercés et nos moyens d'investigation assez parfaits), si l'anatomie pathologique nous fait voir qu'il n'existe aucune lésion, il est évident que, conduits à reconnaître l'existence d'une maladie particulière autre que celles qui se traduisent par des modifications matérielles, nous serons logiquement portés à faire un traitement différent dans les deux cas. De là, la destruction d'une multitude d'erreurs accréditées dans la science par le mépris où l'on était des leçons de l'anatomie pathologique.

N'est-il pas vrai que si l'anatomie ne fait découvrir aucune lésion dans la classe entière des névroses, on en tirera cette conclusion que les névroses ne sont pas des inflammations, et que, par conséquent, elles ne sauraient être traitées comme telles?

Si l'anatomie pathologique fait découvrir que la colique saturnine n'est pas une inflammation, ne conduira-t-elle pas irrésistiblement à une thérapeutique plus convenable et partant plus efficace, etc.?

Donc, lors même qu'elle ne décèle aucune altération, ou, pour mieux dire, lorsqu'elle démontre qu'il n'existe pas d'altération, elle est encore éminemment utile, en faisant adopter une thérapeutique mieux appropriée. M. Natalis Guillot a développé ces propositions, avec le talent le plus distingué, dans une excellente thèse sur le sujet que nous traitons [1].

TROISIÈME DIVISION

MALADIES DONT L'ANATOMIE PATHOLOGIQUE PARAIT SUSCEPTIBLE D'ÉCLAIRER LE TRAITEMENT.

Malgré les progrès incontestables que l'anatomie pathologique a faits dans ces derniers temps, cette science, bien jeune encore, est loin d'avoir atteint son dernier degré de développement. Jusqu'ici les médecins qui se sont occupés de son étude se sont contentés de décrire, le plus exactement possible, les caractères physiques qui distinguent chacune

[1] Thèse sur la question suivante : *De l'Influence de l'anatomie pathologique sur la thérapeutique*, par Natalis Guillot (Concours pour la chaire de pathologie interne, 1840).

des altérations morbides; mais on n'a point encore songé à creuser plus profondément dans cette mine à peine exploitée; on n'a pas songé à reconnaître la cause de la production, la nature intime de la lésion organique. Il est vrai que dans la majorité des cas, on peut fort bien se passer de la connaissance de la nature intime des maladies, ainsi que nous l'avons avancé précédemment; cependant cela pourrait être utile dans certains cas. Les circonstances qui précèdent, celles qui accompagnent ou qui suivent l'évolution de l'altération organique, les phases successives de cette révolution, éclaireront sans doute les médecins à venir sur ces importantes questions, et lorsqu'on aura des connaissances positives sur chacune de ces circonstances, il est très-probable qu'on arrivera à trouver des moyens de traitement efficaces pour chacune d'elles.

Il est bien évident qu'on ne peut espérer d'atteindre ce but si désirable que par des recherches ultérieures plus assidues, plus fines que celles auxquelles on s'est livré jusqu'ici; qu'en un mot, c'est l'anatomie pathologique à laquelle sont confiées les destinées de l'art de guérir.

Veut-on voir, par exemple, de quelle utilité peuvent être ces recherches? Supposons un moment que l'opinion de M. Andral sur la formation des tubercules soit bien exacte, bien fondée; admettons pour un moment qu'elle soit hors de toute contestation : « la formation du tubercule est précédée d'hypérémie. » N'est-il pas évident que l'indication curative qui découle de ce fait, c'est qu'il faut enlever l'hypérémie, et que si l'on y parvient, ce qui est très-possible, on s'opposera à la production de cette terrible altération?

Que sera-ce si les recherches ultérieures nous font pénétrer la cause véritable du développement de ces lésions morbides?

Il est immense le nombre des altérations que l'anatomie pathologique est appelée à faire connaître. J'appelle faire connaître dévoiler la cause de l'évolution de la maladie, les circonstances qui la favorisent, qui l'accompagnent.

Toutes les espèces de cancers, trop multipliés, comme l'a fort bien dit M. Andral, pour n'être qu'une seule et même maladie, réclament d'abord ce genre d'étude. D'après la classification de Bayle, il existerait un cancer chondroïde ou cartilaginiforme, un cancer hyaloïde ou vitréiforme, un cancer larinoïde ou lardiforme, un cancer bunioïde ou napiforme, un cancer encéphaloïde ou cérébriforme, un cancer colloïde ou gélatiniforme, un cancer composé, un cancer entremêlé, un cancer superficiel; ces espèces ont été modifiées, changées depuis Bayle, mais il n'en reste pas moins démontré que des objets très-divers ont été décrits sous le même nom, et que M. Andral a fort bien fait de chercher à les décrire d'après leurs qualités élémentaires.

Les mêmes vœux, les mêmes espérances, nous sont inspirés au sujet des tubercules qui déciment l'espèce humaine, au sujet des tumeurs fongueuses, osseuses, fibreuses, au sujet des granulations, des mélanoses, des kystes de tous les genres. Il faut joindre à ces altérations celles des liquides et des gaz.

Voilà des altérations très-nombreuses, dont l'anatomie pathologique est appelée à faire connaître la nature et éclairer le traitement. Elle seule nous paraît capable d'atteindre un but si utile; à moins que l'on n'aime mieux s'en fier aux chances d'un vain hasard, d'un aveugle empirisme.

Les espèces de lésions que nous venons de signaler sont nombreuses sans doute, mais elles ne sont rien auprès des maladies aiguës, dont le siége et le traitement sont si bien connus : la fréquence d'une seule d'entre celles-ci, la pleurésie, par exemple, est telle qu'elle dépasse de beaucoup en nombre la totalité des lésions organiques. Les cas où la médecine peut être vraiment utile dépassent donc de beaucoup ceux où elle est condamnée à l'impuissance.

CONCLUSION

Concluons que l'anatomie pathologique a rendu les plus grands services à la thérapeutique ; que tous les jours elle doit servir de guide dans les indications de traitements ; que c'est en éclairant le diagnostic qu'elle a produit ces immenses bienfaits ; que tout ce qui existe en médecine d'exact, de positif, de satisfaisant, est dû aux progrès de cette branche des sciences médicales ;

Que les maladies qu'elle n'a pas éclairées de son flambeau ne présentent non plus qu'incertitude et obscurité dans leur traitement, et sont livrées, en général, au plus aveugle comme au plus dégoûtant empirisme ;

Qu'il est un certain nombre de maladies dont elle n'éclairera probablement jamais le diagnostic local, ni par conséquent la thérapeutique ;

Que, toutefois, l'empirisme seul est parvenu, dans un *petit nombre* de cas, à la vérité, à trouver quelques modes de traitement vraiment sûrs et efficaces ; mais que ces cas sont en bien *petit nombre*, relativement aux autres maladies.

Qu'il est un grand nombre de maladies que l'anatomie pathologique a bien fait connaître, et dont elle n'a pas avancé encore le traitement spécial; mais qu'elle seule est capable de découvrir, par ses recherches, la méthode vraiment curative de ces altérations, en constatant leur nature intime, en dévoilant leur mode de formation, leur développement, leurs progrès, leurs terminaisons :

Donc, *l'anatomie pathologique a éclairé à un haut degré, elle éclaire encore, et doit éclairer à l'avenir la thérapeutique des maladies.*

APHORISMES

RÉSUMANT

LA DOCTRINE ORGANICISTE

OU

DE LA MÉDECINE

FONDÉE SUR L'EXPÉRIENCE ET L'OBSERVATION.

APHORISMES

RÉSUMANT

LA DOCTRINE ORGANICISTE

OU

DE LA MÉDECINE

FONDÉE SUR L'EXPÉRIENCE ET L'OBSERVATION

Pour faciliter l'intelligence des principes de la doctrine organicienne telle que nous la professons depuis quarante-cinq ans, et en vulgariser l'étude, la connaissance, nous avons cru nécessaire de la diviser en propositions dont nous pensons, dans le cours de cet ouvrage, avoir démontré la solidité. Cette méthode a pour avantage de ne présenter à l'esprit que des sujets circonscrits, qu'il embrasse facilement, qu'il conçoit et peut s'assimiler. Elle a aussi pour avantage de permettre au lecteur de laisser la lecture après un sujet séparé, suffisamment étudié. Mais elle offre pour l'auteur un immense inconvénient, c'est qu'en ne présentant que des propositions absolues, séparées de leurs preuves, de leurs antécédents et de leurs conséquences, de leurs correctifs en un mot, elles prêtent le flanc à la critique, qui a, de cette manière, la plus grande facilité pour les combattre et les détruire. Je sais donc ce qui les attend. Le lecteur impartial n'usera pas, j'en suis convaincu, de cette facilité; mais les antagonistes auront beau jeu d'en profiter.

Les critiques trouveront peut-être ambitieux que nous adoptions une expression consacrée par Hippocrate, Boerhaave, etc. Ils voudront y voir une prétention ridicule d'appeler une sorte de rapprochement avec les œuvres de ces grands hommes. Loin de nous cette présomptueuse intention. Nous avons trouvé une expression commode, claire pour exposer ce que nous regardons comme une vérité, et nous l'avons prise. Ce n'est pas, que nous sachions, une raison pour ne pas l'adopter, par cela seul qu'elle l'a été par les auteurs les plus illustres.

APHORISME Ier

Il n'existe dans l'homme, *au point de vue médical*, que des organes et des fonctions, c'est-à-dire au point de vue *pathologique*.

Cette proposition nous a valu les reproches les

graves et les plus injurieux. Des esprits superficiels et malveillants, prenant isolément et d'une manière absolue cette proposition, sans égard pour son sens réel, ou plutôt dénaturant volontairement ce sens, nous ont taxé de matérialisme. Ils nous ont fait dire que nous n'admettions pas l'existence de l'âme, et que nous ne reconnaissions que des organes en repos ou en exercice, sains ou malades : et la plèbe des méchants a battu des mains. Bien peu de voix se sont élevées pour défendre une proposition si simple.

Ceci montre combien il est facile de critiquer et de se donner l'apparence de la victoire, en isolant une proposition. « Donnez-moi une ligne de l'écriture de quelqu'un, et je le ferai pendre. » Et puisque j'en suis sur ce sujet, je prie le lecteur de ne pas lire ou de ne pas réfuter une proposition détachée de celles qui précèdent et de celles qui suivent, car les propositions ainsi isolées perdent leur complément, leur correctif et n'ont plus leur sens réel.

Certes, en disant : Il n'y a dans l'homme que des organes, les critiques ont raison ; mais en ajoutant : que l'âme est immortelle, inaltérable, qu'elle *ne peut être malade*, on comprend tout de suite pourquoi elle ne fait pas partie de cette proposition purement pathologique; ce n'est certes pas en nier l'existence, c'est l'excepter, c'est la réserver.

APHORISME II

L'âme ne saurait être malade.

Le reproche de matérialisme nous est donc continuellement adressé par les lycophrons orthodoxes qui professent le vitalisme.

Nous ne craignons donc pas de répéter que, autant que qui ce soit, nous reconnaissons une âme immatérielle, inaltérable, immortelle, exempte, par conséquent, de maladies, et *étrangère* à toute doctrine médicale. D'après la définition de l'Église, l'âme est un esprit *pur, immatériel, immortel.* Il est donc impossible qu'elle soit malade; *immatérielle,* elle est indécomposable; *immortelle,* elle est inaltérable. Nous rejetons donc toute espèce de maladies de l'âme, donc elle n'a rien à démêler avec les maladies; elle doit rester étrangère à nos études, et comme nous refusions de l'admettre dans nos conceptions médicales, on nous a taxé de *matérialisme;* ce reproche injuste et absurde ne prouve que la malveillance et l'inintelligence de nos adversaires.

Nous avons exposé précédemment de quelle

manière cette essence pure pouvait exercer quelque influence sur l'organisme, par exemple la volonté, la plus subtile de ses facultés, sur les contractions musculaires; les passions, par une action réflexe sur tous les organes de notre économie. Nous avons répudié son action, son intervention dans la production, dans la direction des phénomènes appelés *vitaux*. Mais là se borne notre exclusion. L'âme étant un pur esprit ne peut être un sujet clinique; elle ne prend part aux phénomènes pathologiques qu'en agissant comme cause. Or, ce n'est pas en cette qualité que nous devons la considérer ici.

La conclusion à tirer de cette proposition est pleine de conséquences utiles aux progrès de la médecine. En effet, si l'âme est inaltérable, lorsque des désordres s'observent dans ses manifestations. il ne faut pas les attribuer à l'âme elle-même, mais aux organes de ces manifestations. Il ne faut pas, comme le veut Morgagni lui-même, renoncer à chercher la cause de ces désordres dans l'organisme, *puisque c'est un être immatériel qui est malade;* mais il faut, au contraire, chercher dans les organes altérables les causes sensibles de ces désordres. C'est là, en effet, qu'on en a découvert déjà un grand nombre, et c'est là qu'on les découvrira de plus en plus à l'avenir. C'est dans le cerveau et ses dépendances que gisent les causes organiques de l'aliénation mentale, c'est là qu'on doit les trouver, c'est là qu'on les trouvera, sauf cependant celles qui sont de nature à disparaître; mais leur nombre diminuera de jour en jour.

APHORISME III

Dans l'intérêt de l'organicisme, il faut reconnaître une âme intelligente, immatérielle, immortelle.

Si l'âme n'était pas immatérielle, indécomposable, inaltérable, il en résulterait nécessairement qu'elle pourrait être altérée, malade et par conséquent mortelle; or, il tombe sous le sens qu'elle aurait alors tous les attributs de la matière, dont on ne pourrait plus la distinguer. Alors, on serait forcé d'admettre des maladies de l'âme, des maladies de la vie, du principe vital, des propriétés vitales, des forces vitales, des maladies sans siége, etc., c'est-à-dire toutes les erreurs que l'organicisme a détruites. Donc, l'existence de l'âme inaltérable, bien loin de nuire aux principes de l'organicisme, le soutient et le fortifie. Pourquoi et comment cet organicisme pourrait-il être matérialiste?

APHORISME IV

La vie n'est pas un *fait principe;* elle est un fait, sans doute, mais un fait *effet,* un fait *résultat,* ainsi que nous l'avons avancé depuis longtemps.

Un gland contient un chêne avec toutes les propriétés vitales dont il sera pourvu dans les siècles de son développement. De ce gland sortira un être qui sentira à sa manière, et dont le sentiment se développera graduellement, successivement avec l'évolution de ses organes.

Il se nourrira, par une espèce d'éclectisme, au moyen de l'absorption dans la terre des principes *qui lui conviendront.* Il *absorbera* ces principes, il s'en nourrira. Les vaisseaux séveux les feront circuler de bas en haut et du haut en bas, au moyen de *propriétés acquises* en même temps que l'accroissement.

Le végétal aura une respiration, c'est-à-dire une exhalation par les feuilles et une absorption.

Le gland tient tout cela dans son organisation, et, quoique échappant à notre observation, il contient aussi la condition de son développement intérieur. Ce que nous disons du gland, il faut le dire de toutes les graines, de toutes les plantes.

L'œuf est dans une disposition identique, et ainsi de suite de tous les êtres destinés à vivre. L'œuf humain ne fait pas une exception. Il doit se développer et vivre comme le gland, comme les graines, comme tous les germes possibles. Il ne possède pas encore l'irritabilité, la contractilité, la sensibilité, mais il acquerra ces propriétés à mesure que se montreront les organes nécessaires à l'exercice de leur manifestation. Mais ce ne sera pas une propriété qui s'ajoutera à un organe nouveau; mais bien un organe nouveau qui, par son organisation, jouira d'une propriété nouvelle.

Mais, ajoute-t-on, le germe dont vous parlez est lui-même *doué de la vie;* donc il jouit d'une propriété, propriété dont l'attribut est de se développer et d'acquérir successivement les propriétés nouvelles qui s'ajoutent à des organes nouveaux. Eh bien! non, il n'existe que l'organisation moléculaire qui leur donne la faculté de se développer. Mais, dit-on encore, *ce gland ne diffère pas d'un gland mort.* Il y a donc autre chose que l'organisation. Mais ici vous affirmez un fait que nous nions. Si le gland *mort* ne vous présente pas de différence organique avec le gland qui *vit,* c'est que vous ne l'avez pas encore trouvée; mais l'impitoyable logique le veut.

APHORISME V

La vie consiste dans l'aptitude des organes à agir. Cette aptitude dépend de la disposition intime, moléculaire des organes, et la succession des actes de l'organisme est la manifestation la plus évidente de la vie.

La vie n'est pas un être à part, indépendant et séparable du corps. Elle n'existe que là où il y a organisation.

Ainsi l'on comprend maintenant que l'organisation étant la cause de la vie, celle-ci est dans la dépendance de la première. La vie n'existe que là où il y a organisation. Qu'on nous cite un seul exemple où la vie existe seule, où elle puisse être ajoutée comme le calorique, l'électricité à un corps apte à la recevoir? Où est-elle? où l'a-t-on vue? qui l'a vue?

Mais la vie, dit-on, se sépare du corps et le laisse seul. Il y a des corps privés de la vie; donc le corps peut exister sans la vie, donc ce sont deux choses différentes; deux choses susceptibles d'exister l'une sans l'autre. Non, cela n'est pas.

Dans notre opinion, cela ne peut pas être. Si la vie cesse d'être, ce sera dans l'organisation qu'il faudra chercher la cause de cette cessation. Ce sera parce que l'organisation aura subi quelque modification que la vie aura cessé : donc le corps sans la vie est un corps désorganisé, et non pas un corps abandonné ; ce qui est bien différent.

Ici viennent en foule les objections de toute espèce, et d'abord celle-ci : que le corps mort est absolument organisé comme le corps vivant, et que l'anatomiste le plus exercé ne trouve rien de différent, et qu'en conséquence il devrait vivre.

Nous répéterons toujours que si l'on ne trouve rien, c'est que la science est encore à faire dans ces cas. Ils sont rares aujourd'hui ceux où l'on ne trouve aucune différence. Qu'on songe à ce qui était autrefois, où l'investigation cadavérique ne faisait rien trouver. Dans la majorité des cas, qu'on voie ce qui se passe de nos jours, où, soutenus, excités par l'impulsion de l'organicisme, les véritables investigateurs trouvent presque constamment la raison substantielle de la mort, et où son absence est une exception.

APHORISME VI

Lorsque l'organisation existe sans la vie, c'est que l'organisme est altéré de manière à s'opposer à l'exercice des organes; peu importe que cette altération soit sensible; elle existe nécessairement, fatalement, *car rien n'arrive pour rien.*

Ce n'est point une objection sérieuse que celle de dire qu'il n'existe rien parce qu'on n'a rien trouvé; cela prouve que l'on n'a rien trouvé, et voilà tout. Cela ne prouve pas qu'on ne trouvera jamais rien; car, pour cela, il faudrait être sûr qu'on est parvenu au dernier degré de perfection dans l'art de l'investigation. O outrecuidance humaine! il y a cependant des gens qui croient y être arrivés! Lisez les écrits de Rullier et de beaucoup d'autres. *Les individus meurent, parce que la vie qui les animait les abandonne. Ils meurent, parce qu'ils ont perdu la vie.* Voilà où en sont ces messieurs, et ils se croient fort savants!

La conséquence de ces propositions est importante, majeure, au point de vue médical. Existe-t-il quelque dérangement fonctionnel, c'est dans les organes qu'il faut en chercher la cause, c'est là qu'on doit la trouver; c'est là qu'est le siége du diagnostic local; la partie la plus claire, la plus satisfaisante pour la raison; la plus utile pour l'humanité, la plus glorieuse pour la science!

APHORISME VII

Le système nerveux est la source des propriétés vitales.

La sensibilité, la contractilité, l'irritabilité sont le résultat de l'organisation cérébrale.

La *sensibilité* et les divisions admises par Bichat, Rullier, etc., est bien évidemment *inhérente* à l'organisation et dépend de cette organisation. Les nerfs reçoivent un choc, le transmettent à l'organe central, qui en reçoit l'impression, qui est saisie et transformée dans le *sensorium commune*. Voilà le mécanisme le plus simple; le nerf est l'organe sensible, c'est-à-dire organisé pour sentir et transmettre cette impression au centre nerveux. Tous les sens, disposés de la manière la plus admirable par les mains de Dieu, reçoivent leur excitant propre; qui, la lumière; qui, le son; qui, les odeurs; qui, les saveurs. Ils sont organisés, disposés pour cela.

Maintenant, voyons ce qui advient de la *contractilité*. L'animal veut se mouvoir; sa volonté imprime à son centre nerveux et par suite à ses nerfs une modification qui détermine le raccourcissement des fibres musculaires, disposées de manière à se racurcir et à s'allonger alternativement, et le membre se fléchit ou s'allonge suivant le besoin de l'animal. Ainsi la contractilité part du cerveau pour produire les actes dont elle est chargée, mais n'est pas une propriété indépendante, séparée de l'organisation.

Bien que ce soit là une des questions les plus intéressantes, je ne crois pas devoir insister davantage.

Les organes sont disposés pour sentir, ils sentent;

Les organes sont disposés pour se contracter, ils se contractent;

Des organes plus complexes sont disposés pour respirer, ils respirent; on ne s'est pas encore avisé de dire qu'il existait une *respirabilité;*

Il en est qui digèrent: on n'a pas encore établi une *digestibilité;*

Les organes glanduleux sécrètent la salive, la bile, l'urine, le sperme, le mucus, etc.; a-t-on eu la ridicule pensée de créer une *sécrétabilité?*

La logique le voulait cependant; mais on s'est borné à voir dans ces organes une texture différente pour chacun d'eux; on s'est contenté de cette différence, et l'on n'a pas même songé à chercher ailleurs la faculté qui les faisait sécréter des liquides différents. Pourquoi pas, cependant? car leur texture n'explique pas plus ici pourquoi ils sécrètent ces fluides, que la texture des nerfs n'explique leurs divers genres d'action.

Mais on donne d'autres preuves de l'existence de propriétés vitales indépendantes de l'organisation.

APHORISME VIII

Les propriétés dites *vitales* ne sont que des propriétés organiques.

Si la vie est le résultat de l'organisation, si la disposition moléculaire donnée par le Créateur aux organes leur donne la faculté de croître, de se développer, de se reproduire, les propriétés qu'on a nommées vitales ne peuvent être que l'effet de la même cause. C'est dans l'organisation du système nerveux que l'Auteur de la nature a placé la source de ces propriétés, et dans les dispositions moléculaires des organes.

On a dit que toutes ces discussions n'étaient que des disputes de mots, et qu'on ne comprenait pas l'importance que nous y ajoutions ; que peu importait qu'on donnât à ces propriétés le nom d'*organiques* ou de *vitales*. C'est cependant là que se trouve toute la différence de la vieille médecine et de la doctrine nouvelle. En effet, si une propriété *orga-*

nique est dans un état morbide, vous en trouverez la lésion dans la composition d'un organe; c'est là que vous devrez la chercher. Si c'est une propriété que vous appelez vitale qui est malade, où en chercherez-vous la cause? dans quel point, dans quel tissu la trouverez-vous? Vous serez forcés de traiter votre malade sans diagnostic.

On fait périr un animal, on électrise ses muscles, ils se contractent *après la mort*. Voilà l'*irritabilité*. Mais d'abord, l'animal *étant mort*, la contraction ne saurait dépendre d'une propriété *vitale*. Cette faculté de se contracter après la mort ne peut dépendre que de l'organisation du muscle mise en jeu par une innervation artificielle, succédanée de la véritable innervation. Cela prouve tout simplement l'analogie entre l'électricité et l'innervation, qu'elle peut jusqu'à un certain point remplacer.

Les propriétés vitales ne sont donc que le résultat de l'organisation et de l'action des organes de l'innervation; du cerveau, de la moelle épinière, et du grand sympathique pour la vie organique. Vicq d'Azyr pensait qu'elles n'étaient que des fonctions; Magendie et Dupuytren se sont prononcés contre leur existence; et ces grands médecins avaient raison.

APHORISME IX

L'admission des propriétés vitales conduit à une thérapeutique absurde et dangereuse.

Nous avons vu que, d'après Bichat, toutes les maladies dépendent des propriétés vitales, dérivent évidemment d'une lésion de ces propriétés. Donc les convulsions, les spasmes, les paralysies, etc., sont dus à des augmentations, des diminutions, des perversions de la contractilité animale. La vérité *incontestable* de cette assertion nous mène à une conséquence non moins certaine *pour le traitement des maladies*, savoir : que tout moyen curatif n'a pour but que de ramener *les propriétés vitales altérées* au type qui leur est naturel. Cette médecine conduit donc, pour ne citer qu'un exemple, à administrer dans la paralysie, *qui est une diminution* de la contractilité animale, *tout* ce qui peut augmenter cette contractilité; les alcooliques, les aromatiques, les toniques, l'arnica, la mélisse, les vulnéraires, la noix vomique, la strychnine, l'hydrochlorate d'ammoniaque, l'électricité; enfin, toutes les substances incendiaires que les formulaires indiquent pour augmenter la contractilité animale.

APHORISME X

Le rejet des propriétés vitales conduit à une thérapeutique rationnelle et efficace.

Quelle est la première conséquence qu'on doit tirer du rejet des propriétés vitales? N'est-ce pas que les actes dits vitaux sont produits par les organes; que ce sont des actes organiques; et qu'on devra chercher dans des organes la cause de la régularité ou de l'irrégularité des fonctions, et non dans l'état normal ou anormal de prétendues propriétés vitales? Ainsi tout dérangement fonctionnel conduira à rechercher quel est l'organe altéré; de quelle manière, il est altéré; quel est le siége, la nature et l'étendue de l'altération.

Il est bien exact de dire que c'est au rejet des propriétés vitales que l'on doit les progrès qu'a faits dans ce siècle la pathologie du cerveau et de ses dépendances. Tant que la paralysie n'a été que la diminution ou l'abolition de ces propriétés, nous venons de voir quelle thérapeutique on mettait en usage; mais dès l'instant qu'elles ont été considérées comme des conséquences de l'organisation, la paralysie n'a plus été seulement une propriété altérée, mais l'effet d'une lésion dans les organes du mouvement et du sentiment, quelle était sa nature, son siége et son étendue, et l'on a institué des traitements rationnels déduits de ces notions.

On cessa de traiter par des excitants la congestion, l'inflammation, l'hémorrhagie, le ramollissement et les diverses lésions organiques, etc. (Voyez le chapitre où il est question du *rejet des propriétés vitales et de ses conséquences thérapeutiques.*)

APHORISME XI

Il n'est pas exact de dire que l'organisation exerce des actes qui ne ressemblent *en rien* aux phénomènes de la chimie et de la physique générales.

Ainsi les actes de la digestion s'exécutent, comme nous l'avons vu, par des réactions chimiques que l'on peut apprécier par les opérations de la chimie ordinaire; la sécrétion de la bile, et généralement toutes les sécrétions, ne sont pas, il est vrai, entièrement comparables à des actes chimiques ordinaires. Cependant, la chimie analyse très-bien les produits divers des sécrétions, quoiqu'elle ne révèle pas complétement la manière dont ils sont engendrés; mais ces différences autorisent-elles à admettre l'existence de propriétés spéciales surajoutées à la substance, et des propriétés vitales particulières pour chaque sécrétion? car la propriété qui fait le lait ne saurait être la propriété qui fait la bile, etc. L'organisation aidée de l'innervation ne rend-elle pas mieux compte de ces différences qu'une prétendue propriété vitale?

APHORISME XII

Les sciences physiques et chimiques expliquent déjà par leurs lois générales un grand nombre de réactions qui s'opèrent dans l'organisme vivant.

Nous avons cité précédemment les travaux si remarquables de savants chimistes, qui prouvent que dans l'organisme les réactions chimiques sont les mêmes qui s'observent dans la nature inorganique. Les discours que M. Poggiale a prononcés à l'Académie de médecine au mois de juin dernier ont mis cette vérité hors de toute contestation. Avec une science admirable et une logique non moins puissante, M. Poggiale arrive à cette conclusion : « Qu'un grand nombre d'actes de l'organisme s'expliquent de la manière la plus satisfaisante par les lois des sciences physiques et chimiques, et qu'il n'est pas nécessaire d'avoir recours à l'action de prétendues propriétés vitales pour les expliquer, parce qu'elles n'expliquent rien. » C'est le *virtus dormitiva*. J'ajouterai que les actes qui, en apparence, semblent se dérober aux explications que donnent la physique et la chimie, ne doivent ces différences qu'à l'action de l'organisation et à l'intervention de l'innervation.

Citons encore M. Lehman, l'un des chimistes et des physiologistes les plus distingués de l'Allemagne, qui a écrit les lignes suivantes dans son *Précis de chimie physiologique animale :* « Comme on ne peut guère démontrer l'existence d'une *force* dite *vitale*, appartenant exclusivement aux corps organisés, tous les phénomènes propres aux êtres vivants doivent pouvoir s'expliquer par les lois de la physique et de la chimie ; ces lois seules nous donneront la clef des phénomènes de la vie. Aussi, dans un avenir peu éloigné, la physiologie animale sera-t-elle entièrement réduite aux seuls principes de physique et de chimie. »

Notre savant collègue, M. le professeur Gavarret, dans son excellent livre *Sur la chaleur produite par les êtres vivants*, dit : « Les travaux modernes ont heureusement renversé à tout jamais la barrière que Bichat s'efforçait d'élever *entre les lois des corps inertes et les phénomènes des corps vivants*. Tout le monde comprend aujourd'hui que les agents physiques interviennent comme cause ou comme effet dans les fonctions de tout être vivant. »

« La vie elle-même ne peut être saisie que dans les actes de l'organisme, et ces actes, pour une grande part, relèvent des lois physiques et de la chimie. C'est ainsi que le sang veineux saturé d'acide carbonique laisse, par un simple jeu des forces physiques, échapper ce gaz qui est expulsé au dehors ; en même temps, sous *l'empire des lois physiques et chimiques, l'oxygène se fixe sur les globules*, etc. »

L'illustre M. Dumas n'a-t-il pas dit, en parlant de la théorie de Lavoisier, sur la respiration : *Lavoisier est intact, impénétrable ; son armure d'acier n'a pas été entamée.*

Je répéterai ici ce que je viens de dire : pour que ces réactions chimiques s'effectuent, il faut l'intervention de l'organisation et du système nerveux *disposé pour l'action.*

Si beaucoup de phénomènes dits *vitaux* ne trouvent pas leur explication dans les lois physiques générales, ce n'est pas qu'il soit nécessaire de recourir à des prétendues forces vitales, qui n'expliquent rien pour en rendre compte; mais bien de reconnaître que l'organisation et surtout l'innervation impriment à ces lois générales des modifications qui paraissent les contredire, mais que le temps rangera certainement parmi les lois males.

APHORISME XIII

L'innervation est la principale cause des modifications des forces dans l'individu.

Lorsque nous avons admis les forces dans l'organisme vivant, on a pensé que nous admettions des qualités indépendantes de la structure des organes. On nous a taxé de contradiction. Les principes clairs que nous exposions auraient dû nous mettre à l'abri d'un semblable reproche. Comme toutes les propriétés dites vitales, les forces sont le résultat de l'organisation.

L'influence presque illimitée que le système nerveux exerce sur l'organisme va nous servir à expliquer une multitude de phénomènes qui paraissent contredire les principes de l'organicisme, et que ses adversaires n'ont pas manqué d'invoquer et d'exagérer.

Sans doute les actes nerveux physiologiques et pathologiques ne laissent pas de traces après la mort, et ne doivent pas en laisser. Intermittents de leur nature, la modification organique qui les produit doit aussi nécessairement être intermittente; mais croyez-vous pour cela que ces actes nerveux puissent se produire sans modification de l'organe nerveux? Est-ce possible? Tout ce qui arrive dans l'organisme, avons-nous dit déjà, est *organique;* mais par ce mot veut-on comprendre une lésion de texture, toujours persistante, visible et tangible? C'est là une fausse interprétation qu'on ne saurait nous prêter, après la définition que nous avons donnée de la lésion organique.

Par une disposition du système nerveux, les actes de l'organisme s'exercent d'une manière plus ou moins énergique. Cette disposition tient à l'état des organes nerveux eux-mêmes, et c'est cet état qui les rend plus ou moins aptes à remplir leurs fonctions propres, et les fonctions des organes auxquels ils se distribuent. Exemple : Un individu a le système musculaire peu développé, quoique sain; cet individu est cependant susceptible d'efforts bien supérieurs à ceux d'un autre individu pourvu d'un système musculaire bien plus volumineux et sain. D'où vient cette différence? Tout simplement de l'organe nerveux locomoteur; de la supériorité organique du cerveau et de la moelle épinière.

Maintenant, si l'on examine les causes débilitantes, il est facile de se rendre raison de la faiblesse de l'organisme.

Nous trouvons en première ligne des pertes

abondantes de toute nature; les altérations des fluides, et du sang en particulier; une réparation insuffisante, l'introduction dans l'organisme de substances toxiques, septiques, narcotiques, stupéfiantes, etc. Notre but n'est pas de les inscrire toutes. Il nous suffira de prouver que c'est en agissant sur les centres nerveux que ces causes débilitantes portent leur action. Les maladies agissent de la même manière.

Et d'abord les pertes de toute espèce altèrent :

1° La composition du sang, qui devient moins riche, moins stimulant des organes nerveux; 2° affaiblissent directement l'action nerveuse, surtout quelques-unes d'entre elles; 3° altèrent même directement la disposition moléculaire du système nerveux, ainsi que Georget le prétendait avec raison, lorsqu'il expliquait l'affaiblissement produit par les pertes séminales.

2° Une réparation insuffisante produit le même résultat. La diminution des principes actifs, nutritifs, réparateurs des pertes qu'entraîne l'exercice des fonctions, doit nécessairement porter vers le centre nerveux, comme dans le cas précédent, des fluides moins excitants, moins réparateurs; de là, faiblesse et collapsus.

3° Quant à l'action des substances hétérogènes introduites dans l'économie, ne savons-nous pas qu'un de leurs premiers et constants effets est de jeter les individus dans un profond collapsus? Le plus grand nombre des poisons, mais principalement de la classe des narcotiques et des stupéfiants, etc., produisent cet effet.

4° Enfin, les maladies; mais qui ne comprend que les maladies modifient non-seulement les tissus, mais les fluides, et qu'il est bien naturel que ces fluides cessent de jouir des propriétés réparatrices et stimulantes qu'ils possèdent dans l'état normal?

Ainsi, il est bien évident que les causes débilitantes ne sont telles que parce qu'elles portent leur action sur les centres nerveux. C'est donc des centres nerveux que dérive la diminution des forces; c'est aussi de là que provient leur augmentation, leur perversion et leur abolition. Mais il faut aussi tenir compte des changements moléculaires que ces causes déterminent dans les organes.

Les moyens d'augmenter les forces sont tous de nature à agir sur le cerveau sur-le-champ, immédiatement, ou d'une manière médiate et éloignée. Parmi les premiers, nous trouvons un régime excitant, les aromatiques, les vins généreux, les alcooliques pris dans des limites convenables; parmi les seconds, un régime alimentaire, substantiel, fortement réparateur. Les effets des premiers se font sentir presque aussitôt après avoir été ingérés; ces substances absorbées se portent sur les molécules nerveuses et les excitent aussitôt; l'individu faible et abattu, un instant auparavant, se trouve dispos et capable de tous les actes qu'il pouvait remplir dans les temps ordinaires. Voilà ce qui arrive dans les circonstances physiologiques.

Dans l'état de maladie, les choses se passent à peu près de la même manière.

Les maladies altèrent l'hématose, et toutes les les sécrétions, tous les fluides; ces changements et ceux que la douleur apporte directement dans les organes nerveux, agissent d'une manière analogue aux précédentes et déterminent une prostration plus ou moins grande, plus ou moins rapide dans l'organisme.

C'est donc en définitive des centres nerveux que dépend l'état plus ou moins grand des forces de l'individu, et il est complétement inutile d'invoquer l'existence de quelque propriété particulière pour cela. Nous devons encore reconnaître comme cause d'affaiblissement les altérations survenues dans les molécules organiques. Les tissus se détériorent par l'effet des maladies; les membres et les viscères s'infiltrent; dans le scorbut, ils se pénètrent d'un sang défribriné, et cet état des organes s'ajoute à l'état de l'innervation ou réciproquement, et ces causes organiques sont plus que suffisantes pour rendre compte de l'état de faiblesse générale qu'on observe dans les maladies.

De même, d'où vient que dans une même maladie un individu réagit puissamment et un autre est jeté dans la prostration? N'y a-t-il pas là la preuve de l'existence de propriétés particulières, d'une somme plus grande dans l'un que dans l'autre? Non, sans doute, et une simple inégalité dans l'état du système nerveux nous paraît suffire pour expliquer cette différence.

Ainsi, l'état des forces ne dépend que d'une disposition organique du système nerveux, et d'un état particulier des solides et des fluides.

APHORISME XIV

Les fonctions ne sont que des organes en exercice.

Je ne sache pas qu'il soit possible de contester sérieusement cette proposition; que pourrait être une fonction si elle n'était le résultat de l'action d'un ou de plusieurs organes? Je n'ignore pas qu'on va m'opposer les fonctions de l'âme, de l'intelligence, les actes moraux, etc.; on me dira que l'impression, la perception, la comparaison, le jugement, la mémoire, l'imagination, la volonté, sont des fonctions de l'âme, et que ces fonctions n'ont pas d'organes, qu'elles ne sont pas le résultat d'un organe en exercice, que par conséquent toutes les fonctions ne dépendent pas de l'exercice d'un organe, et que par conséquent aussi la cause de leur dérangement, leur exaltation, leur diminution, leur perversion, leur abolition ne peut être attribuée à une altération organique. Cette conséquence n'est pas exacte, car il faut un organe pour leur manifestation; nous avons donc admis que ces fonctions se manifestaient par l'intermède d'organes, que ces organes étaient le siége des causes qui troublaient les actes intellectuels et moraux et que c'était dans ces organes qu'il fallait chercher ces causes, c'est ainsi que cette partie si délicate de la pathologie rentre dans l'organicisme. Les altérations des fonctions intellectuelles et morales sont le résultat de l'altération du cerveau et de ses dépendances, c'est là qu'il faut les chercher; ce sujet ne sort donc pas du cadre des autres affections.

APHORISME XV

Les fonctions ne s'exercent que relativement à l'état des organes.

Il est bien vrai de dire d'une manière générale que des organes sains exercent des fonctions normales et que des organes malades fonctionnent mal, exercent des fonctions anormales, et qui traduisent l'état de souffrance de l'organe. Mais cette proposition généralisée souffre de nombreuses difficultés, qui cependant ne l'invalident pas. Il est bien reconnu que des organes bien constitués, en apparence, remplissent mal leurs fonctions, mais toutes les discordances de rapport entre les fonctions et les organes qui en sont chargés s'expliquent d'une manière satisfaisante par l'intervention du système nerveux; par celle de quelque agent chimique ou physique, toxique ou même hygiénique, etc. Mais on n'en doit pas moins admettre comme une vérité que, dans la pluralité des cas, les organes et les fonctions sont en rapport; que des organes sains exercent des fonctions saines et que des organes malades exercent des fonctions malades : l'organisme ayant été établi dans ce but.

APHORISME XVI

Les lésions organiques sont en rapport avec les symptômes et proportionnées à eux.

C'est contre cette proposition qu'on a accumulé

le plus grand nombre d'objections. Toutes ces objections n'ont été faites que par des critiques qui l'ont considérée comme une proposition absolue. Ils n'ont pas voulu avoir égard aux nombreuses propositions qui rectifient cette apparence d'absolutisme, et que cet appendice est destiné à atténuer et même à faire disparaître.

Le rapport entre les symptômes et la lésion organique est l'état normal ; dans l'immense majorité des cas, cela se passe ainsi. Les cas où ces symptômes et ces lésions sont en désaccord, forment les exceptions et l'état anormal.

APHORISME XVII

Il y a des modifications organiques physiologiques.

Toute fonction pour s'exercer a besoin d'un organe, et d'un organe dans l'état normal. La fonction est l'organe en exercice. Mais cet exercice ne peut avoir lieu qu'à l'aide d'une modification de cet organe lui-même ; modification qui cesse lorsque la fonction est accomplie. Ainsi :

La circulation cardiaque a lieu par les contractions du cœur, modification nécessaire de l'organe ;

La respiration par l'expansion et la contraction pulmonaires;

La digestion par l'ingestion des aliments, l'insalivation, la chymification, la sécrétion pancréatique et biliaire; enfin par une foule de modifications d'une multitude d'organes. Nous ne voulons pas passer en revue tous les actes physiologiques; mais il tombe sous le sens de chacun que ces fonctions ne peuvent s'accomplir sans que les organes subissent une modification quelconque.

APHORISME XVIII

Une lésion ou modification d'organe est indispensable pour la production de quelque modification fonctionnelle.

Et pour arriver tout de suite à la plus grande de toutes les difficultés, je dirai que pour la manifestation d'une fonction physiologique, l'organe fonctionnant est nécessairement modifié.

Mais ces modifications ne sauraient subsister toujours (au moins dans les fonctions intermittentes et passagères), car si elles subsistaient toujours, les organes seraient toujours en exercice et fonctionneraient sans cesse, ce qui n'est pas: donc les symptômes de ces maladies intermittentes ne sont que des actes organiques intermittents.

On nous a fait des objections qui doivent trouver leur place ici :

Un individu s'anime dans une discussion, la face devient rouge, vultueuse, les yeux s'injectent, les artères temporales battent avec force et vitesse, les oreilles bourdonnent, etc. Ici, nous dit-on, l'altération ou l'exagération de la fonction a précédé la congestion de l'organe: donc l'altération de l'organe ne précède pas toujours le symptôme et elle en est quelquefois précédée. Mais d'après l'aveu même de nos adversaires, cette congestion n'est pas une maladie ! La discusion venant à cesser, tout rentre dans l'ordre, et la congestion disparaît.

Autre exemple : une fatigue exige le repos ; le mouvement cesse, la fonction ne s'exerce plus, et au bout de quelque temps, le membre s'engorge, l'articulation s'ankylose, voilà une altération locale précédée d'une altération fonctionnelle.

Le désir de blâmer peut seul avoir inspiré l'une et l'autre de ces objections. Mais il faut que cette passion aveugle bien l'intelligence pour qu'elle donne le courage d'émettre de semblables propositions.

Où trouve-t-on ici la lésion fonctionnelle précédant la lésion de tissu ?

Prend-on le repos de l'organe pour une lésion fonctionnelle?

Prend-on l'animation, l'excitation cérébrale, pour une maladie de la fonction?

Prend-on la turgescence de la face pour une maladie?

Ne sait-on pas que l'abus des fonctions, c'est-à-dire le repos trop prolongé des organes, l'exercice trop actif de ces organes sont des causes de maladies?

Ces états sont des causes pathogéniques mais ne sont pas des maladies. Lorsque ces causes agissent, la maladie, c'est-à-dire la lésion locale, n'existe pas; elle se développe par trop ou trop peu d'action; mais le trop ou trop peu d'action n'est point un état morbide; il ne saurait être considéré comme tel, c'est un état physiologique.

APHORISME XIX

Les actes physiologiques sont produits par des modifications d'organes qui ne sont pas pathologiques.

Tous les actes physiologiques sont donc produits par des modifications d'organes *physiologiques*. Nous venons de démontrer que pour s'accomplir, tous ces actes avaient besoin d'une modification dans les organes: or, on ne peut considérer ces modifications comme des états pathologiques. Cette proposition n'a pas besoin de preuves; il suffit par la pensée de se rappeler les changements qui se produisent dans l'exécution de ces fonctions : par exemple dans le mouvement volontaire, la contraction des muscles augmente leur volume et les raccourcit; la respiration augmente et diminue le volume des poumons; la circulation augmente et diminue le volume du cœur, des hypérémies ont lieu dans certains organes en action pour remplir quelques-unes de leurs fonctions, etc. Tout cela constitue des modifications organiques très-sensibles, mais qui ne sont pas pathologiques, et comme telles ne peuvent être des objections sérieuses à notre système organiciste.

APHORISME XX

Les névroses et le prétendu dynamisme dans les maladies n'impliquent pas contradiction avec l'organicisme.

Un des arguments dont on a le plus abusé pour combattre l'organicisme consiste à répéter qu'il existe des maladies sans siége, des maladies où il n'existe aucune altération. On ne trouve rien après la mort, *donc il n'y a rien*. Nous avons déjà répondu à cet argument. Mais, comme aux précédents, on n'a pas voulu y faire attention. La plus péremptoire de ces réponses est que la proposition est fausse et qu'elle ne peut partir que d'une immense outrecuidance. Quoi! vous ne trouvez rien, et vous avez l'amour-propre de croire qu'il n'y a rien? Mais vous vous croyez donc infaillibles? vous vous croyez arrivés à la dernière limite dans l'art des investigations? vous croyez donc que rien ne vous échappe? que vos sens et vos instruments sont parfaits? Mais la plus simple logique sape ces risibles prétentions.

Eh bien! redisons-le, répétons-le mille fois : une fonction est l'action d'un ou plusieurs organes; elle ne peut exister sans eux; un effet ne peut exister sans cause.

APHORISME XXI

Les lésions organiques dans les névroses sont au nombre de celles qui ne sont que passagères.

Les névroses ne se traduisent, il est vrai, que par des symptômes. Ces symptômes sont en général très-prononcés, et si les individus succombent, l'investigation la plus habile ne découvre aucune altération. Cela est parfaitement vrai; mais indépendamment que nous pouvons dire que, dans quelques cas, on pourra découvrir un jour cette altération aujourd'hui inconnue, on est forcé d'admettre que, dans quelques névroses, les convulsions, par exemple, on ne doit pas trouver de lésion. Si on trouvait une lésion persistante sensible, il serait impossible d'expliquer l'intermittence des symptômes. Il faudrait que la convulsion fût constante; l'épilepsie, l'éclampsie, l'hystérie, sont des névroses intermittentes : on ne doit pas trouver de lésions sensibles dans ces maladies; mais loin d'en faire une objection à l'organicisme, on devrait au contraire en faire une preuve à l'appui : on trouve cependant quelquefois des lésions sensibles dans ces névroses; mais alors ces lésions ne sont pas la cause *immédiate* des convulsions. Elles déterminent seulement dans les centres nerveux la modification organique nécessaire à la manifestation des phénomènes intermittents.

Quant au soi-disant dynamisme dans les maladies, nous n'en admettons pas d'autre que celui qui dépend des fluides, de l'état des tissus en général, et de l'intervention de l'influx cérébral.

Il existe nécessairement des maladies qui ne doivent pas avoir de lésion d'organe persistante.

APHORISME XXII

L'absence des lésions anatomiques n'est pas une preuve de l'existence des maladies vitales.

Les lésions des organes sont bien diverses :

1° Elles sont sensibles à nos sens ;

2° Elles sont invisibles ;

3° Elles sont persistantes ;

4° Elles sont passagères ;

5° Elles existent dans les organes mêmes dont es fonctions sont troublées ;

6° Elles peuvent exister dans des organes éloignés dont l'action se fait sentir sur un organe solidaire.

Un des principaux arguments que les vitalistes opposent à l'organicisme est que l'anatomiste le plus exercé ne trouve souvent rien, après la mort, dans la trame des organes. Nous avons déjà répondu à cette objection. Nous avons dit que, si on ne trouvait rien, c'est qu'on cherchait mal, et que nos moyens de recherches étaient incomplets;

Que dans certaines maladies on ne devait rien trouver.

APHORISME XXIII

Il est des maladies où l'on ne doit rien trouver après la mort.

La plupart des névroses, celles qui sont idiopathiques, l'épilepsie, l'hystérie, la chorée, l'éclampsie, les spasmes, les maladies intermittentes, etc., ne peuvent pas laisser de traces visibles de leur existence. La lésion substantielle qui les produit doit nécessairement être fugitive; si elle ne l'était pas, les expressions fonctionnelles seraient persistantes, constantes.

L'organicisme tient compte implicitement ou explicitement de toutes les lésions sensibles ou non; et sa prétendue impuissance ne tient pas à ce qu'il ne tient pas compte des altérations de quantité, et des éléments anatomiques qui peuvent être lésés sans laisser de traces apparentes dans les organes dont ils sont parties : l'organicisme serait bien puissant s'il n'était passible que de ce reproche. Ce reproche est sans fondement, puisqu'au contraire cette doctrine admet logiquement des altérations qui échappent à nos moyens d'investigation. Les savants auteurs de cette critique n'ont évidemment pas lu le passage où il est dit *que les altérations peuvent échapper à notre investigation;* qu'il en est même de *fugitives*, etc.; l'organicisme admet comme un progrès et avec faveur toutes les lésions possibles. Les savants dont je parle, et dont j'estime les travaux au plus haut degré, se seraient épargné une critique injuste s'ils avaient pris la peine de lire et de méditer ce paragraphe. Les altérations de quantité ne sauraient échapper à l'attention des organicistes puisque les hypertrophies n'ont pas échappé à l'attention des anciens médecins. L'organicisme accepte tous les modes d'investigation, les moyens physiques, chimiques et autres. Il voit avec satisfaction la nouvelle voie ouverte par le microscope, les saccharimètres, les ophthalmoscopes, les laryngoscopes, et tous les moyens physiques, ainsi que les analyses chimiques. Ses principes adoptent ces sortes de recherches; n'est-il pas intéressé à ce qu'on trouve le plus de lésions, le plus de modifications possibles dans les organes dont les fonctions ont été troublées pendant la vie?

APHORISME XXIV

Les lésions des organes sont primitives, c'est-à-dire développées d'abord dans l'organe dont les fonctions sont lésées.

C'est le cas le plus commun, le plus ordinaire, et en même temps le plus normal; on pourrait dire que c'est là la pathologie normale. Tout ce que nous avons dit touchant le diagnostic des maladies trouve son plus puissant appui, je dirai presque sa raison d'être, dans ces lésions directes et primitives. Ce qui ne doit pas nous empêcher de reconnaître qu'il n'en est pas toujours ainsi, mais cette circonstance, loin d'être nuisible à la doctrine que nous professons, lui est un puissant soutien.

APHORISME XXV

Les lésions sont développées dans des organes éloignés de ceux dont les fonctions sont altérées.

C'est faute d'avoir réfléchi sur ces affections consécutives que les critiques ont cru trouver des troubles fonctionnels dans des organes parfaitement sains. Ainsi l'oppression et la toux, dans les maladies du cœur, ont lieu dans des poumons sains; l'estomac est sans lésion dans le vomissement sympathique du tubercule du cerveau, etc.

APHORISME XXVI

Les fonctions peuvent être modifiées par l'état d'organes éloignés; les organes sont solidaires.

Ainsi l'organe dont les fonctions sont altérées n'est pas toujours lui-même lésé directement, primitivement; d'autres organes éloignés peuvent exercer sur lui une influence qui se transmet de diverses manières. Ainsi un cœur malade produit la gêne de la respiration dans un poumon sain, un tubercule dans le cerveau détermine des vomissements. Une inflammation dans un viscère quelconque fait naître des phénomènes fébriles, etc. Mais tout cela, bien loin de porter atteinte à l'existence de l'organicisme, rentre parfaitement dans son esprit.

APHORISME XXVII

Les organes sains et non influencés par des altérations d'organes éloignés, ni par l'innervation, ni par la présence dans l'organisme de quelque agent modificateur, exercent des fonctions saines.

Je ne pense pas qu'on puisse contester cette proposition. Un instrument de musique bien construit, que ne modifie aucun agent physique; qui ne séjourne pas dans un lieu trop humide ou trop sec, trop chaud ou trop froid, trop électrique ou trop analectrique, etc., doit produire les sons les plus harmonieux qu'il puisse rendre. Cette proposition n'a pas besoin d'être démontrée; pour l'exprimer en deux mots : un organe sain exerce une fonction saine. La proposition inverse se déduit nécessairement de celle-ci, et ne nous paraît pas plus contestable.

APHORISME XXVIII

Des organes altérés ou influencés par des altérations d'organes éloignés, ou par l'innervation, ou par la présence dans l'organisme de principes hétérogènes, exercent des fonctions anormales, et *vice versa*, c'est-à-dire que des fonctions altérées dépendent d'organes lésés ou influencés par des lésions d'organes éloignés.

On pressent déjà les conclusions qu'on peut tirer des aphorismes précédents relativement au diagnostic, auquel tendent tous nos efforts, et qui mérite, en effet, toute l'attention du médecin qui veut exercer son art avec distinction et conscience.

APHORISME XXIX

Il n'existe aucun rapport entre les symptômes et les lésions organiques.

Cette circonstance n'est que trop fréquente, et

les critiques s'en sont emparés pour battre en brèche l'organicisme. Si les principes de cette doctrine sont vrais, *il faut*, disent-ils, qu'il n'y ait jamais de désaccord entre les altérations organiques et les désordres fonctionnels. Mais ces auteurs ont oublié d'ajouter qu'il se trouvait des causes de ce désaccord, par lesquelles il s'expliquait fort bien, rendait non-seulement compte de son existence, mais de sa nécessité. De ce nombre sont les altérations concomitantes, les phénomènes sympathiques, et surtout l'intervention de l'innervation.

APHORISME XXX

Les lésions organiques sont plus développées que les symptômes et *vice versâ.*

Dans l'exercice de la médecine, il arrive tous les jours que l'on trouve des altérations beaucoup plus prononcées que les symptômes qui les accompagnaient pendant la vie pouvaient le faire présumer. Ainsi, j'ai vu des cancers de l'estomac ne pas présenter de vomissement :

1° Lorsque toutes les parois de l'estomac étaient indurées, épaissies, incontractiles et incompressibles;

2° Lorsque l'orifice pylorique agrandi laissait passer mécaniquement les matières alimentaires.

Mais ici l'exception rentre dans la règle, car il ne faudrait pas avec ces altérations que les symptômes fussent prononcés, comme dans un cas ordinaire. Il en est de même dans une multitude de maladies.

D'immenses cavernes dans le poumon, des masses de tubercules existent sans difficulté de respirer et sans toux, etc., parce qu'il reste assez de poumon sain pour suffire à la respiration et à l'hématose.

Une tumeur existe dans l'un des hémisphères du cerveau sans trahir sa présence par aucun trouble; on n'observe rien dans l'intelligence, rien dans les sens, ni dans les mouvements; mais le cerveau est un organe double, et l'hémisphère sain suffit pour remplir les fonctions intellectuelles, etc.

Nous ne voulons ni citer, ni commenter, ni expliquer toutes les anomalies que l'on rencontre. Nous pouvons dire, d'après les faits ci-dessus, que les irrégularités observées ne sont qu'apparentes, et qu'avec une habitude, une instruction et une attention suffisantes, on parviendra à s'en rendre compte dans la plupart des cas, même sans recourir à l'intervention du système nerveux.

APHORISME XXXI

Les lésions organiques sont nulles et les symptômes très-développés.

Cette proposition n'a pas besoin d'être développée. Toutes les maladies nerveuses rentrent dans cette catégorie; nous en avons déjà dit la raison. Ce n'est pas qu'il n'existe pas de lésion, mais probablement que cette lésion a disparu à la mort, ou qu'elle n'est pas susceptible de tomber sous nos sens, ni sous la puissance de nos moyens d'investigation. Peut-être un jour le hasard soulèvera ce voile.

APHORISME XXXII

Les lésions des organes sont sensibles à nos moyens d'investigation.

C'est là le cas le plus ordinaire, il n'y a pas de clinicien qui n'ait eu à chaque instant de sa pratique l'occasion de vérifier cette vérité. Mais il faut savoir regarder.

Depuis quarante-cinq ans que nous professons l'organicisme, les maladies nombreuses où l'on ne trouvait rien après la mort, ont beaucoup diminué, diminuent et diminueront de jour en jour. Je ne désespère pas qu'un jour ne vienne où, en s'aidant des principes de l'organicisme, toutes les lésions organiques qui nous échappent aujourd'hui, et qui existent cependant, ne deviennent évidentes.

APHORISME XXXIII

Les lésions des organes peuvent n'être pas sensibles à nos moyens d'investigation.

C'est une prétention bien exagérée, avons-nous dit, que de croire l'art de procéder aux recherches cadavériques parvenu à sa dernière limite. Nous n'en dirions rien, si les médecins qui ont cette prétention n'eussent aussi imposé à la doctrine organiciste la limite de leur esprit. Avec un peu moins de présomption ils se seraient épargné le désagrément de s'entendre dire que parce qu'ils n'avaient rien trouvé, c'est qu'ils n'avaient pas su voir. Ayant déjà rejeté cette espèce d'argumentation, nous nous abstiendrons d'y revenir.

APHORISME XXXIV

Les lésions organiques sont persistantes.

Le nombre des lésions organiques qui persistent après la mort, forment la majeure partie du domaine pathologique, et sous ce rapport donnent à la raison et à l'intelligence la plus grande satisfaction. Nous rangerons ici presque toutes les inflammations viscérales, toutes les dégénérescences organiques, les cancers, les tubercules, les kystes, les tumeurs de toutes natures, etc. Toutes ces lésions anatomiques persistent après la mort, et expliquent ce qui s'est passé pendant la vie.

APHORISME XXXV

Les lésions organiques disparaissent après la mort.

Tous les médecins habitués aux recherches nécroscopiques savent que beaucoup d'altérations pathologiques ne laissent pas ou ne laissent que peu de traces après la mort. Sont de ce nombre la plupart des états congestionnels; l'érysipèle, et surtout l'érythème disparaissent presque complétement. Les névroses ne doivent pas laisser d'altération sensible de tissu, et lorsqu'on trouve dans les centres nerveux une lésion très-évidente, on peut affirmer que ce n'est pas elle qui a produit les phénomènes nerveux, mais qu'elle a développé celle-ci par une sorte de sympathie ou par contiguïté.

APHORISME XXXVI

Tous les organes peuvent être primitivement malades.

Lorsque la doctrine physiologique était à son apogée, l'on sait que son affirmation capitale était *qu'il n'existait* qu'une maladie, *l'irritation*, et un organe malade, *l'estomac;* que *les maladies des autres organes étaient toutes consécutives à l'irritation de l'estomac, à la gastrite.* Nous sommes bien loin de ce temps. Mais alors frappé des dangers du physiologisme exclusif, nous entreprîmes de le combattre; et la proposition ici formulée dut être opposée à l'exclusivisme physiologique. Ce qui était nécessaire alors n'est plus utile aujourd'hui. Tout le monde est convaincu de la vérité de cet aphorisme, si convaincu que nous ne croyons pas qu'il soit nécessaire d'entrer dans aucun développement.

L'enthousiasme tombé, la réflexion est venue qui a fait voir que les mêmes éléments constituant tous les organes, composés de parenchyme, de vaisseaux artériels, veineux et lymphatiques, de nerfs, ayant des excitants appropriés, pouvaient être tous malades primitivement, et que bien qu'il existât des maladies consécutives, les maladies primitives étaient sans contredit les plus communes.

APHORISME XXXVII

La médecine du symptôme sans la connaissance du diagnostic local est une chose absurde ; partant impuissante et quelquefois nuisible et meurtrière [1].

Pour prouver ce que nous avançons, il nous suffira de citer un certain nombre d'exemples :

Le premier qui se présente à nous est la paralysie. Prise comme une maladie, avant les travaux modernes, elle a donné lieu aux plus étranges erreurs. La paralysie, comme on le sait aujourd'hui, est le symptôme d'une multitude d'altérations diverses. Cette vérité méconnue même par Pinel, Hallé et autres, a été non-seulement démontrée dans le *Traité du ramollissement du cerveau;* mais on lui a donné les caractères qu'elle

[1] On doit remarquer que nous revenons souvent sur les mêmes propositions, cela tient à l'importance que nous y ajoutons, et que nous tenons à faire sentir.

revêt dans ces diverses altérations, et c'est là un des plus grands services rendus à la science et à l'humanité dans le commencement de ce siècle. Or, Hallé et Mauduyt furent chargés par l'Académie des sciences, d'essayer l'action de l'électricité dans la *paralysie*. Ces savants procédèrent à ces recherches avec les plus grandes précautions, sans doute, et obtinrent, comme on s'y attendrait aujourd'hui, les résultats les plus divers. Quelques paralytiques guérirent.

On comprend bien que c'étaient les paralysies qui auraient guéri sans l'électricité, c'est-à-dire les paralysies moyennes et petites, dépendantes d'hémorrhagie cérébrale, ou de simples congestions.

D'autres restèrent stationnaires, celles qui dépendaient de la cicatrisation d'une hémorrhagie.

D'autres se terminèrent par la mort : toutes celles qui dépendaient de lésions organiques, et de ramollissement cérébral, etc.

La conclusion de ces habiles expérimentateurs (car ils l'étaient) fut que l'électricité était quelquefois utile, d'autres fois sans action ; enfin, dans beaucoup de cas, elle n'empêchait pas de mourir, si tant est qu'elle ne hâtât pas une terminaison funeste. N'est-il pas à regretter que ces savants n'aient pas su reconnaître la cause locale, le diagnostic de ces altérations ? Cette connaissance ne les aurait-elle pas dirigés dans l'application rationnelle de ce moyen? Et ne leur aurait-elle pas épargné le tort d'avoir employé, sans discernement, un moyen thérapeutique, et de l'avoir banni de la matière médicale, où il peut, dans certains cas bien déterminés, rendre de véritables services?

Mais n'est-il pas vrai que dans la paralysie le traitement doit varier suivant la maladie qui la produit? L'exemple frappant, irréfutable, que nous venons de citer, pourrait nous dispenser d'en citer d'autres, mais l'esprit humain est rebelle au progrès; et tous les jours nous voyons des gens chercher à nous faire rétrograder, non-seulement au temps des Hallé et des Mauduyt, mais à l'origine de notre art.

Voyons donc d'autres exemples. Voici l'hémorrhagie pulmonaire, stomacale, utérine, etc. Voyons si cet accident réclame toujours le même traitement, s'il a la même valeur pronostique, etc.

L'hémorrhagie pulmonaire, stomacale, utérine, etc., peut provenir d'une simple exhalation, soit primitive, soit consécutive, soit supplémentaire; elle peut être active, passive, neutre. Elle peut être symptomatique d'une lésion organique tuberculeuse, cancéreuse, polypeuse, etc.; croyez-vous que dans ces cas, le diagnostic soit inutile, et que la médecine du symptôme suffise? En vérité, on est tenté de dire que de semblables propositions déshonorent notre art ! Mais ne nous lassons pas : aux *hémostatiques* ajoutons les *hydragogues*.

L'hydropisie est aussi le symptôme d'une nombreuse variété d'altérations. Les *maladies* du cœur, l'anémie, la chlorose, une altération du sang, les compressions des vaisseaux, et d'après la belle observation de notre savant collègue, M. Bouillaud, surtout la compression des veines, l'inflammation des membranes séreuses, le développement de lésions organiques, la cyrrhose, etc., etc. Toutes ces maladies sont-elles également dangereuses? réclament-elles le même traitement?

Nous pouvons passer en revue tous les symptômes, et nous verrons que tous étant les effets de lésions variées, il est indispensable de les distinguer pour leur appliquer un traitement rationnel. La difficulté de la déglutition, par exemple, ne reconnaît-elle pas une inflammation, une paralysie, une lésion organique? Eh quoi! vous feriez le même traitement ?

Un malade vomit : a-t-il une gastrite, un embarras gastrique, une gastralgie, un cancer de l'estomac ? Peu vous importe, vous ordonnez dans tous ces cas les antiémétiques, l'acide carbonique, la potion de Rivière, l'oxyde de bismuth, sous-nitrate précipité par l'eau, la glace, les antispasmodiques, les antiphlogistiques, les évacuants, les révulsifs et *sempre bene*.

Un autre est constipé : allons! vite les évacuants, les purgatifs, les lavements, les suppositoires, etc.; le malade eût-il une inflammation, une paralysie, un cancer du rectum, une glycosurie, n'importe, les purgatifs! O Molière, où es-tu?

Celui-ci a de la difficulté à respirer; cette difficulté tient à l'inflammation de la plèvre ou du poumon, à la congestion consécutive, à une maladie du cœur, à un emphysème, à des tubercules, à un épanchement thoracique, à une ascite qui empêche l'expansion du diaphragme, à une tumeur de l'ovaire, etc., et vite vous administrez le même traitement, les antispasmodiques, les révulsifs, les antiphlogistiques, les opiacés, l'éther, le chloroforme, etc.

Est-ce assez? conviendrez-vous enfin que le diagnostic est la pierre angulaire de toute thérapeutique? Cette haute question médicale exigerait un long traité. Nous la considérons comme la plus importante que l'on puisse agiter, et comme elle est la conséquence rigoureuse et pratique de l'organicisme, peut-être un jour avouera-t-on (si on finit par le comprendre), que cette doctrine a rendu les plus grands services, et que sur elle repose l'espérance du perfectionnement de la science, alors peut-être les adversaires d'aujourd'hui rougiront-ils de leur aveugle et malveillante opposition.

D'après ce qui précède, il résulte rigoureusement que la médecine du symptôme est la plus absurde et la plus funeste de toutes les médecines.

Quand donc la raison fera-t-elle entendre sa voix aux médecins ?

La thérapeutique rationnelle qui se déduit du diagnostic, entraîne nécessairement la disparition, l'anéantissement de cet empirisme grossier, fondé seulement sur les effets des médicaments dans les maladies, et mis en usage par la seule raison qu'ils ont réussi dans des cas soi-disant semblables; empirisme condamnable qui a fait tomber la médecine du rang des sciences, auquel la replace l'organicisme; sont-ils médecins, ces hommes ineptes qui donnent de la carotte dans *les maladies* du foie, de la strychnine dans *les paralysies*, des hémostatiques dans *les hémorrhagies*, des emménagogues dans *l'aménhorrée!* etc., etc., sans choix et sans discernement ?

APHORISME XXXVIII

Le diagnostic est la base fondamentale de toute thérapeutique rationnelle; sans le diagnostic, il n'y a pas de médecine.

Le mot diagnostic a une signification très-étendue, même en organicisme. On nous a fait dire que le diagnostic ne consistait que dans la lésion locale, car les gens qui ne lisent pas s'imaginent facilement que l'auteur dont ils ne partagent pas les opinions, n'écrit que des absurdités; il est plus facile alors de les combattre. Oui, nous l'avons dit, oui, nous le pensons : sans le diagnostic local il n'y a pas de médecine; oui, nous pensons que les médecins ne doivent cesser de travailler à découvrir le siége anatomique des maladies. Le véritable progrès de la médecine est dans la découverte de ce siége. Les seuls travaux qui méritent estime et considération sont ceux qui conduisent à la découverte des lésions anatomiques, mais cette manière de voir n'est pas exclusive. Il est en médecine des branches d'une haute importance, et qui doivent occuper nos esprits et faire l'objet d'études sérieuses. Gloire à celui qui découvrirait un sûr moyen de guérison pour une maladie incurable jusqu'à ce jour ! gloire à celui qui découvrira un remède efficace contre la rage, le tétanos, l'épilepsie, l'hystérie, l'aliénation mentale, le tubercule, le cancer, la glycosurie, le choléra, le typhus, la fièvre jaune, etc. ! celui-là aura bien mérité de l'humanité et sera mis à juste titre au rang de ses bienfaiteurs.

APHORISME XXXIX

L'utilité du diagnostic ne peut être contestée.

Après ce que nous venons de dire de l'absurdité et des dangers de la médecine des symptômes, on ne croirait pas qu'on pût attaquer la nécessité du diagnostic. Cependant cette utilité a été contestée par les médecins les plus éminents de notre époque. A la tête de ces médecins, on s'étonne de trouver Laënnec, dont l'existence entière a été dépensée en études sur l'anatomie pathologique et le perfectionnement du diagnostic. Voici le raisonnement sur lequel se fondait cet illustre médecin : le diagnostic étant le résultat d'un raisonnement, et le raisonnement, étant sujet à erreur, *le diagnostic est nécessairement erroné*. On ne peut baser un traitement sur une erreur, c'est à nous-même que cette objection a été adressée par l'auteur du *Traité de l'auscultation !*

Broussais nous a opposé une autre objection ; mais celle-ci est le résultat de la doctrine de l'auteur : Puisqu'il n'existe qu'une seule et même affection, à quoi bon chercher à distinguer les maladies les unes des autres ?

Les *empiriques* repoussent tout diagnostic par la

raison que les maladies qu'on guérit le mieux, avec le plus de certitude, sont celles dont le siége est le moins connu : les fièvres intermittentes, la syphilis, la variole, dont le sûr préservatif est la vaccine; mais sur plusieurs milliers de maladies qui affligent l'humanité, combien en comptez-vous de cette espèce? En voilà trois!

Quelques-uns disent que les phénomènes généraux suffisent pour traiter, pour guérir les maladies; mais qui ne sait combien sont trompeurs ces phénomènes? la chaleur animale, le pouls, la respiration, la force apparente, la faiblesse apparente, etc. Ne sont-ils pas tour à tour les congénères des états morbides les plus variés, les plus opposés?

APHORISME XL

La lésion locale est la base principale du diagnostic. L'âge, le sexe, la constitution, la nature de la maladie, ses causes, etc., complètent le diagnostic, d'où se tirent les indications thérapeutiques, mais ne tiennent que le second rang.

Le médecin, s'il veut être véritablement utile au malade, doit avoir égard à tous ces éléments d'indications thérapeutiques, mais s'il ignore le diagnostic de la lésion locale, il n'y a pas de médecine rationnelle possible. Le médecin se trouve placé dans une incertitude pénible; il n'y a plus pour lui que ténèbres et obscurité, à travers lesquels il marche sans flambeau. Il n'a qu'à se rappeler l'état d'anxiété où il s'est trouvé, lorsqu'auprès d'un malade, il n'a pu déterminer le siége de la maladie. Au reste, tous les médecins, animistes, vitalistes, chimistes, solidistes, humoristes, etc., quelle que soit leur doctrine, n'ont pas d'autre sollicitude au lit du malade que de chercher la lésion locale, et aucun d'eux n'est satisfait qu'autant qu'il a trouvé et déterminé cette lésion; ce n'est qu'alors qu'il se croit autorisé à formuler un traitement. Aucun d'eux ne s'enquiert des propriétés vitales. Pourquoi donc ne pas l'avouer? tous les efforts du médecin doivent donc tendre à découvrir l'altération locale, et les principes que nous soutenons n'ont pas d'autre but que d'aplanir les difficultés qui s'opposent à la découverte de cette lésion. C'est en éclairant le diagnostic des altérations locales des poumons que Laënnec s'est immortalisé. C'est qu'en effet, là est la véritable thérapeutique. Et lorsque dans ces derniers temps, des gens fatigués des pénibles recherches qu'exige le diagnostic se sont écriés : On s'est assez occupé du diagnostic, il est temps de s'occuper enfin du traitement des maladies, ces gens ont proféré un énorme non-sens, puisque sans diagnostic il ne peut y avoir de thérapeutique, et jusqu'à ce qu'on soit sûr du diagnostic local des maladies, il faudra s'évertuer à le chercher, sous peine de tuer le malade par des remèdes meurtriers, ordonnés aveuglément, sans aucune espèce de fondement. Suspendez l'emploi de vos agents destructeurs, jusqu'à ce que vous sachiez ce que vous faites !

APHORISME XLI

La lésion organique est donc la plus sûre base du diagnostic, mais n'est pas la seule.

Certes, nous ajoutons une importance immense à la valeur de la lésion anatomique, mais il s'en faut que cette opinion nous aveugle au point de ne pas voir le rôle que jouent, dans l'appréciation de la maladie, une multitude d'autres circonstances dont il faut tenir compte.

APHORISME XLII

La lésion anatomique n'est pas le dernier mot du diagnostic, car au delà, il y a encore la cause qui la produit.

Cela est parfaitement vrai, mais cette lésion est

le dernier terme de nos recherches, c'est à elle que l'on doit s'arrêter, sous peine de tomber dans les conjectures et les hypothèses qui sont la mort de toute science.

Les caractères anatomiques seuls sont certains, positifs, palpables, eux seuls peuvent nous conduire un jour à la connaissance des causes, eux seuls peuvent faire progresser la médecine, c'est à eux qu'elle doit ses dernières lumières, et l'école de Paris sa gloire.

L'existence de la cause de la maladie, antérieure par conséquent à la maladie elle-même, a été tournée contre l'existence de l'organicisme. Puisqu'il existe quelque chose avant la lésion organique, cette lésion n'a plus qu'une importance, qu'une valeur secondaires; c'est la cause qui est le point culminant de la question.

Voyons s'il en est véritablement ainsi et si la cause exerce une telle suprématie.

Certes, je commence par dire que la connaissance de la cause est extrêmement utile à posséder; mais on a dit à tort : *Sublatâ causâ tollitur effectus;* cet axiome est plus vrai en physique qu'en médecine. Voyons.

Une pneumonie est produite par le froid, par des efforts de chant, par une percussion sur la poitrine, etc., qu'est-ce que cela fait pour le traitement?

L'étendue, le siége de l'altération, ne sont-ils pas plus importants ?

Nous en dirons autant d'une encéphalite, d'une méningite, enfin de presque toutes les inflammations, de presque toutes les maladies. Il en est peu dont la cause connue conduise au traitement, à la guérison. Bien plus, nous connaissons rarement les causes des maladies. *Causæ morborum opprobrium medicinæ.* C'est la partie la plus obscure de la médecine.

APHORISME XLIII

On ne peut méconnaître, ainsi que nous le disons, que l'âge, le sexe, la constitution, les causes, la nature, la marche, la durée, les périodes de la maladie, etc., ne concourent à la connaissance de l'état morbide et ne fournissent leur contingent aux indications thérapeutiques.

Cette exposition suffit pour en faire comprendre la vérité.

Nous avons traité dans un autre ouvrage [1] des indications thérapeutiques que peuvent fournir ces

[1] *Traité de diagnostic*, etc., 2e édition ; chez Béchet, place de l'École-de-Médecine.

diverses circonstances. Ce n'est pas ici le lieu de refaire cette exposition, ce qui serait trop long, et n'entre point dans notre plan.

Il n'est pas de médecin qui ne sache que l'*âge* apporte d'importantes modifications dans les lésions organiques, dans les symptômes, dans les indications, et dans le traitement des maladies;

Que les sexes ne fournissent aussi des considérations d'une grande valeur sur tous ces points, de même que la constitution; car qui s'avisera de traiter un individu pléthorique comme un individu anémique? qui traitera un athlète comme un être débile, etc.? qui niera que les causes des maladies modifient le traitement? que la nature des maladies est d'une grande utilité à connaître? Une maladie simple ne se traite pas comme une maladie spécifique; une affection spéciale comme une affection simple; une maladie qui commence comme une maladie vers sa fin; une maladie intermittente comme une maladie continue.

Les climats, les saisons, les localités, doivent aussi modifier la thérapeutique. Nous pensons qu'il est superflu d'insister sur tous ces points qui sont connus, même des gens étrangers à la médecine.

APHORISME XLIV

La nature de la maladie est un des éléments nécessaires au diagnostic.

D'après ce que nous venons de dire, on voit que nous considérons la nature de la maladie comme apportant à son traitement un élément des plus importants; ici le diagnostic local est en quelque sorte primé par cette nature morbifique; c'est dans les maladies spécifiques que se trouvent ces deux affections qu'on combat si heureusement par des moyens héroïques : le mercure comme traitement curatif, et la vaccine comme traitement préservatif. Ici, comme pour les fièvres intermittentes, l'empirisme triomphe, le diagnostic local perd de son importance, bien qu'il soit nécessaire d'en avoir un, et le traitement victorieux n'est dû qu'au hasard. Un jour viendra sans doute où toutes les maladies qui reconnaissent une cause spécifique trouveront aussi dans la nature un médicament spécifique, probablement aussi dû au hasard. Dans l'intérêt de l'humanité, nous faisons des vœux sincères pour que cette prévision s'accomplisse, dût-il en résulter quelques torts pour notre doctrine !

APPORISME XLV

Il existe des maladies simples, des maladies spéciales, des maladies spécifiques.

Dans un livre écrit d'après les doctrines organicistes, nous avons établi d'après leur nature, trois sortes de maladies :

1° Des maladies simples. Ce sont les plus nombreuses ; ce sont celles qui sont produites par des causes physiques : les inflammations viscérales, le plus grand nombre des affections chirurgicales; celles qui sont produites par l'influence de l'atmosphère, ses variations, le froid, le chaud, et par des causes traumatiques; elles ont pour caractère de n'affecter aucune forme particulière toujours la même, et de ne pas se transmettre par contagion.

2° Des maladies spéciales. Ce sont celles qui affectent une forme caractérisque; laquelle forme trahit la présence d'une cause toujours la même, mais qui ne se transmettent pas d'un individu affecté à un individu non affecté, mais susceptible de le devenir : le zona, l'urticaire, le pemphigus, le prurigo, enfin un grand nombre des maladies de la peau.

3° Enfin les maladies spécifiques. Ce sont des

affections dont la forme extérieure est aussi toujours la même, et qui ont la funeste prérogative de se transmettre d'un individu contaminé à un individu qui ne l'est pas, mais qui est susceptible de l'être. La rougeole, la scarlatine, la variole, la syphilis, la rage, etc., sont de cette catégorie.

On le voit, nous n'hésitons pas à faire ici ces concessions blâmées par Broussais et quelques organicistes. Nous ne croyons pas qu'elles nuisent en rien à nos principes, et en admettant comme bases de notre doctrine les lésions locales, nous n'avons jamais prétendu que ces lésions fussent toujours simples. Nous n'avons aucun intérêt à cela. Certainement la nature de la maladie influe sur son traitement, et bien qu'on ait été jusqu'à dire que la syphilis, par exemple, guérissait par un traitement simple, et n'exigeait pas un traitement spécifique, tous les médecins de quelque valeur n'ont pas partagé cette opinion ; opinion qui, d'ailleurs a fait trop de victimes !

APHORISME XLVI

Les fluides, qui sont des effets d'organes ou des éléments d'organes, peuvent être malades.

Les nombreux fluides qui entrent dans la constitution de l'organisme, sont composés d'une multitude d'éléments divers susceptibles d'altérations.

APHORISME XLVII

Les fluides constituant une partie de l'organisme, sont susceptibles, comme tous les autres éléments du corps, d'être malades et de l'être primitivement.

En effet, les fluides sont des éléments d'organes, des effets d'organes, ils peuvent donc être malades ; ce n'est donc pas toujours dans les tissus, dans la trame des organes qu'il faut chercher la raison des symptômes que l'on observe pendant la vie.

Le sang, par exemple, peut être, dans toutes ses parties : trop abondant, dans la polyémie, la pléthore, l'hypérémie; trop peu abondant, dans l'anémie ou l'hyphémie, etc.; pauvre, dans quelques-uns de ses éléments constituants, dans les globules, la chlorose; pauvre en fibrine, en albumine, etc. Il peut contenir quelques principes hétérogènes, etc., et tout cela peut exister primitivement.

Il en est de même de tous les fluides de l'organisme. Ces altérations sont loin d'être incompatibles avec l'organicisme, puisque le sang et les autres fluides sont des éléments de l'organisme.

APHORISME XLVIII

Des lésions par intoxication.

Ici comme pour les maladies de nature spéciale et spécifique, la lésion locale cède le pas à la cause. Les moyens thérapeutiques sont indiqués par la nature de la substance toxique. Les poisons narcotiques réclameront des moyens qui aggraveraient les effets des poisons irritants ; les poisons corrosifs auront un traitement primitif et un traitement consécutif, etc. Le toxique constitue en quelque sorte toute la maladie.

APHORISME XLIX

Avec l'admission de l'existence des propriétés vitales existantes par elles-mêmes, indépendantes et surajoutées à l'organisation, il n'y a pas de diagnostic possible, pas de thérapeutique possible.

APHORISME L

Des lésions morbides, des fonctions isolées et indépendantes des organes ne sauraient exister.

On cite, comme lésions fonctionnelles indépendantes de l'organe, les palpitations produites par une course rapide, par une émotion vive, une gêne de la respiration déterminée par les mêmes causes; mais ce ne sont pas là des phénomènes morbides; ces perturbations fonctionnelles ne constituent pas une maladie; lorsque la cause cesse son action, les anomalies cessent bientôt. Mais même ces troubles passagers ont besoin pour se produire de troubles de même nature dans les organes. Ce n'est pas là une objection sérieuse.

Celle que l'on tire des névroses aurait en apparence une bien plus grande valeur.

Si vous admettez que la fonction puisse être malade sans modification de l'organe fonctionnant, il faut renoncer à toute médecine et à tout progrès. Car on se contentera, comme nos devanciers, de constater le désordre fonctionnel, et on renoncera à chercher dans les organes les lésions qui les produisent, c'est-à-dire qu'on fera rétrograder l'art de plusieurs siècles.

APHORISME LI

Il existe quelques maladies dont les symptômes sont les seules indications.

Nous devons ranger dans cette classe la plupart des névroses ; mais avant d'aller plus loin, remarquons que ce sont les plus obscures, celles que l'on traite de la manière la moins sûre, les plus rebelles à nos moyens thérapeutiques. Les principes que nous professons ont déjà fait découvrir dans quelques-unes d'entre elles des lésions locales, et leur ont ôté le caractère de névroses; beaucoup d'aliénations mentales ont été reconnues pour des inflammations.

Mais ce sont surtout les fièvres intermittentes qui sont la plus sérieuse objection à nos principes, car elles guérissent plus sûrement que toutes les autres maladies, et leurs altérations locales sont fort hypothétiques. Les hypertrophies de la rate et du foie ne paraissent être dues qu'à la répétition des congestions fébriles dans ces organes, et ne jamais précéder ces accès. Ainsi, obscurité de la lésion organique, triomphe de l'empirisme. Voilà certes de grandes difficultés. Mais le domaine de l'organicisme est assez riche, assez étendu, pour pouvoir s'en remettre au temps de l'éclaircissement de ces obscurités.

APHORISME LII

Il existe des indications générales d'après lesquelles on peut, jusqu'à un certain point, établir un traitement rationnel, indépendamment de la connaissance de la lésion anatomique.

Nous avons donné à cette proposition, en apparence contraire à nos convictions, un développement très-étendu, dans l'intérêt seul de la vérité, pour prouver que nous ne reculons jamais devant un aveu qui peut nous paraître défavorable, persuadé que la vérité, quelle qu'elle soit, ne peut jamais être nuisible, et que tôt ou tard l'harmonie doit en résulter. La vérité d'une doctrine fondamentale ne peut être altérée par une contradiction de détail. La solution de cette difficulté ne saurait être douteuse.

APHORISME LIII

Il est des cas où les symptômes adynamiques

accompagnent des maladies suraiguës, et qu'il faut savoir distinguer sous peine de faire une médecine mortelle.

Dans une phlegmasie intense, chez un sujet fort et vigoureux, si l'on a négligé de faire des émissions sanguines suffisantes, le malade peut tomber dans une prostration apparente profonde. Le traitement tonique et excitant est alors funeste; c'est le traitement antiphlogistique qui convient, et qui seul peut sauver le malade. C'est encore ici un exemple du danger de la médecine du symptôme.

APHORISME LIV

Beaucoup de causes de maladies peuvent fournir seules, indépendamment de la connaissance de la lésion locale, les bases du traitement.

Ces causes sont assez nombreuses : la suppression d'une hémorrhagie, des règles, d'un exutoire, un ulcère ancien; la rétrocession d'une éruption, de la goutte; la spécifité de certaines maladies, leur spécialité, toutes les asphyxies, les poisons si nombreux et si variés, les maladies produites par la respiration des gaz délétères; l'amour, la nostalgie, un grand nombre d'affections morales;

les venins, les virus, les poisons animaux, les principes contagieux; l'hydrophobie, la syphilis, la peste, la gale, la variole, les fièvres intermittentes; les causes prédisposantes : l'alimentation, l'habitation, les habitudes, les professions, les vêtements, les excitations excessives, les impressions morales, l'air, les eaux, les lieux, dont Empédocle tira des indications si salutaires pour Agrigente.

APHORISME LV

Le diagnostic est la base du pronostic.

Le diagnostic local, constituant la partie la plus importante de la maladie, doit par cela même être une des bases les plus considérables du pronostic.

En effet, suivant que la lésion frappera :

1° Un organe plus important à la vie ;

2° Qu'elle sera plus ou moins étendue ;

3° Qu'elle sera plus ou moins profonde, etc., il est évident qu'elle sera plus ou moins dangereuse.

Mais, comme nous l'avons fait pour le traitement des maladies, nous ne voulons pas donner au diagnostic le privilége exclusif de déterminer les pronostics. Un grand nombre de circonstances concourent avec lui à augmenter ou à diminuer les chances du pronostic. L'âge, le sexe, la constitution, la nature, les causes, la marche, la durée, les périodes de la maladie; les climats, la saison, les habitudes, les professions, l'état moral, le régime habituel sont des éléments considérables de pronostic.

FIN

TABLE ALPHABÉTIQUE

DES AUTEURS CITÉS DANS CET OUVRAGE

TABLE DES MATIÈRES

PREMIÈRE PARTIE

BASES GÉNÉRALES DE L'ORGANICISME.

DEUXIÈME PARTIE.

INFLUENCE DE L'ORGANICISME SUR LA THÉRAPEUTIQUE DES MALADIES.

FIN DES TABLES

PARIS. — IMP. V. GOUPY ET [illegible]

www.ingramcontent.com/pod-product-compliance
Ingram Content Group UK Ltd.
Pitfield, Milton Keynes, MK11 3LW, UK
UKHW020258230726
13925UKWH00001B/115

9 782013 679206